中公新書 1974

船山信次著

毒と薬の世界史

ソクラテス、錬金術、ドーピング

中央公論新社刊

はじめに

私たちは、ジャガイモの芽に毒のあることや、フグが猛毒を持っていることを知っている。一方で、ジャガイモの芽などを取り除いて調理すれば問題がないことも知っているし、フグも免許を持った調理人によって調理されたものは安心して食べている。また、私たちはちょっとした怪我をしたとき、傷口を消毒し、いわゆる絆創膏《ばんそうこう》を貼り付ける。また、少し頭が痛かったり、熱があったりしたときや、蚊に刺されて痒《かゆ》みのあるときなどには、それぞれに対応した買い置きの薬を使う。そして、ほとんどの場合、このような対応で、中毒や、化膿、頭痛、発熱、痒みなどから逃れ、ことなきを得ている。

すなわち、私たちは日常的に、ほとんど意識すらせずに、さまざまな毒や薬をうまく利用したり上手に避けたりしながら、今日の文化的な生活を送っているのである。このような状況を私たちは当然のように享受している。ところが、私たちがこの状況を享受できるようになったのは人類の歴史から見たらごく最近のことにすぎない。

人類が毒や薬とつき合い始めた出発点が、人類の歴史のどこに位置するのかをはっきりと指し示すことは不可能であろう。人類が人類としての歴史を始めたのは、火や道具を使うようになったときとか、定住するようになったときとか、いくつかのターニングポイントがあったといえるが、人類が毒や薬を積極的に使い始めたときも、間違いなくターニングポイントの一つであったといってもいいのではなかろうか。そして、人類は、あたかも毒や薬のことを記録したいがために、文字や粘土板・紙などの記録手段を発明したようなところさえある。なぜなら、これらの古い記録には必ずや毒や薬の記録が見られるからである。どうやら文明と毒や薬は、分かち難い関係を保ちながら今日まできたようだ。

現代では、一九世紀に勃興し、その後目覚ましい進歩をとげた有機合成化学により、すでにその時までにこの世に存在していた天然由来の毒や薬に加えて、それまでこの世の中には全く存在しなかった多種類の毒や薬を大量に作り出すことができるようになった。すなわち、私たちの現代生活には好むと好まざるとにかかわらず、多種類、かつ大量の毒や薬が介在しているのである。

毒というと何やら私たちに不利益なだけの存在と思われがちであるが、毒は必ずしも害をもたらすばかりではない。大いに恩恵を与える場合もある。たとえば、殺虫剤や、抗菌剤、除草剤などの存在は、撒布される虫や微生物や植物の側にとっては毒でしかないが、人類の側にとっては福音である。そして、これらの殺虫剤や農薬という名の毒が存在しなければ、今日、地球上にこれだけたくさんの人間が生きていくことはおそらく不可能であろう。一方、

はじめに

私たちが薬と呼んでいるもののなかには、もともとは毒として名を馳《は》せたものも多い。たとえば、近代医薬品として重要な筋弛《きんし》緩薬《かんやく》のデカメトニウムは南米の植物由来の矢毒をヒントにして開発されたものである。また、毒草として有名なトリカブト属植物も漢方では重要な薬草の一つである。このように、毒と薬には両面性があって、その一面からだけ見ることは無意味である。毒や薬は生まれながらにして毒や薬なのではなく、あくまでも、人間によって毒にも薬にもなるのである。

現代に生きる私たちにとって、きわめて多種類かつ大量に存在する毒や薬といかにうまくつき合っていくかは大きな課題の一つといってよい。そこで、本書では、毒と薬のことをもっと身近なものとして知るために、さまざまな毒や薬がどのようにして人類の歴史に登場し、人類と歩みをともにするようになったかを概観してゆきたい。

目次

毒と薬の世界史

第1章　古代の毒と薬

人間はいつから薬を使うようになったのだろう。人間はいつから毒を認識したのだろう。毒や薬は化学物質がその正体であるということは現代人ならば知っている。しかし、化学や化合物の概念を知らなかった時代、ましてや薬理学など全く知らなかった時代から毒や薬は人間によって認識され、使用されてきた。

おそらく、当初、毒や薬は食べものとの関係から認識し始めたのであろう。ある病気のときにある動植物や鉱物を口にすると病状が好転するということを発見し、そうした知識の積み重ねが薬としての使用につながっていく。

それでも長い間、人間が病魔と戦う手段は神仏に頼ることであった。日本においても、厄よけの習慣（雛祭り、七夕などはその名残である）があったり、古くからの薬師《やくし》如来《にょらい》信仰があるのはこのことを物語る。合理的に薬を使ったり、外科手術をするようになったのはごく最近のことといってよい。

古代世界における毒の記録は、当然ながらそう多くはない。しかし、いくつかの興味深いエピソードも残されているので、それらをまとめてこの章で述べる。

海外では、エジプトで発見された紀元前一五五二年の文書（『エーベルス・パピルス』）にすでに毒や薬の記録がある。エジプトにおいてピラミッドが作られたのは、紀元前二七〇〇年から前二二〇〇年ころまでの約五〇〇年間というから、ピラミッド時代が終焉して約七〇〇年くらい経過したころの文書である。一方、中国大陸においては、紀元前二〇〇年ころに『神農本草経《しんのうほんぞうきょう》』が著わされた。後述するが、この書物は、鉱物を含めた医薬品を毒性によって上・中・下に分けて解説したものである。

これらの事実を鑑《かんが》みると、文字や記録媒体（粘土板や羊皮紙、パピルス、紙など）を手にした人類は、競うように毒や薬の記録を残しており、それはまるで、毒や薬を記録したいがための文字や記録媒体の発明であったかのようである。

古代日本における毒や薬の記録として東大寺正倉院《しょうそういん》に奉納された医薬品のリストである「種々薬帳《しゅじゅやくちょう》」は秀逸である。この文書には薬や毒となる生薬《しょうやく》や鉱物六〇種が記載され、西暦七五六年（天平勝宝《てんぴょうしょうほう》八）六月二一日の日付がある。特に、リストにある薬物がかなり現存しているという点では、世界的に見てもきわめて貴重な文化遺産である。また、九世紀後半から一〇世紀前半に成立したといわれる『竹取物語』における毒や薬の記述も興味深い。

1　地球と毒・薬の誕生

地球の誕生、毒や薬の誕生

今から約四六億年前に地球が誕生したとき、地球は灼熱《しゃくねつ》の球体であった。それが冷えてくると二酸化炭素にあふれた環境になったという。そのなかでやがて生命が誕生する。世界最古の生物の化石としては約三五億年前のものが発見されている。いうなれば、初期の生物由来の化学成分もこの時までにあらわれたことになる。当然、遺伝をつかさどる物質も生まれた。鉱物由来の毒や薬の誕生はかなり早い時期であったろうが、地球上に生物があらわれることによって、さらに生物由来の毒や薬と呼ばれる化合物も生まれる。

ところで、地球の誕生から今日までの年月である四六億年というのはあまりにも長いので、わかりやすくするために、四六億年を一年に換算した図（以下、換算暦という）を示す。

地球が四六億年前に誕生してから四〇数億年のきわめて長い期間を先カンブリア時代という。先カンブリア時代に続くカンブリア紀は五億四〇〇〇万年前に始まり五億年前までの約四〇〇〇万年を指す。この時期を前記の換算暦で示すと一一月一九日から一一月二二日までのほぼ三日間となる。三葉虫《さんようちゅう》はその時期の生物の代表といえるが、カンブリア紀はさまざまな生物が爆発的に出現した時期であり、ありとあらゆるタイプの生物があらわれたといって

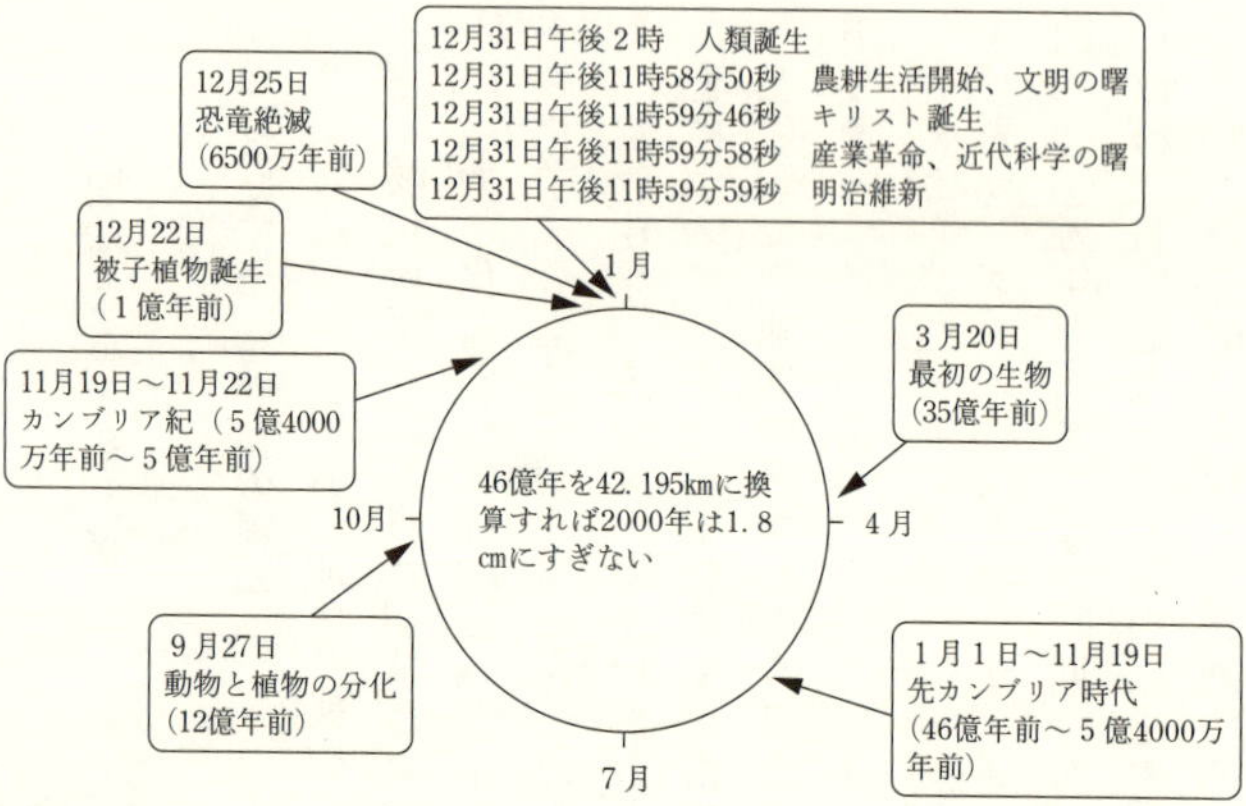

もよいだろう。

被子植物の誕生は約一億年前のことであり、それは白亜紀にあたる。白亜紀は約一億四〇〇〇万年前に始まり、恐竜が絶滅したといわれる約六五〇〇万年前に終わる。もしかしたら、この被子植物の誕生と恐竜の絶滅には関係があるという説がある。なぜなら、アルカロイドと呼ばれる化学成分は顕花植物のなかでも被子植物に圧倒的に多く、裸子植物・隠花植物由来のものはきわめて少ない。そして、アルカロイドのなかには急性毒性を示すのみならず、遺伝毒性を示すものもあり、これらの化学成分が恐竜の絶滅に関係した可能性があるからである。

なお、ひとくちに一億年というが、一億年という長さは途方もなく長い。現在、西暦二〇〇〇年を過ぎたところであるが、一億年というのは二〇〇〇年の五万倍である。この長い二〇〇〇年という年月をなんと五万回繰り返す長さなのである。一方、二〇〇〇年という年月は、地球の歴史の四六億年をマラソンの四二・一九五キロメートルに換算すると、たったの一・八センチメートルほどにすぎない。

生命由来の毒と薬の誕生

さて、この長い地球の歴史のなかで人類の歩みはどの程度を占めているかを見てみよう。これが実に情けないほど短いのである。

人類が誕生したのは四〇〇万年前とも六〇〇万年前ともいわれるが、仮に四〇〇万年前とすると、換算暦によれば、これは大晦日の午後四時ころのことになる。定住し農耕生活が始まって、文明の曙らしきものが見えてきた約一万年前はなんと大晦日もおしつまって、午後一一時五八分五〇秒、すなわち、あと一分一〇秒で一年が終わるといったころである。キリストの誕生は午後一一時五九分四六秒だから、西暦がすでに二〇〇〇年余といっても、それはこの換算暦では一四秒にすぎない。明治維新から今日に至る年月はたったの一秒である。

私たちは、さまざまな科学を駆使して快適な暮らしをしているが、その嚆矢《こうし》となった産業革命前後からもたった二秒程度である。しかし、実際には、この短い期間に私たちはさまざまな病気を科学の力で克服してきた。天然痘やペスト、結核など、もしかしたら人類を絶滅させた可能性もある病気に対し、種痘や抗生物質などの開発・発見や清潔な生活空間を作り出すことで見事に乗り切ってきたのである。ところが、地球の歴史規模でこれらを見れば、私たちはとてもちっぽけな新参者であることも思い知らされる。私たちは、もちろん、一方では科学の恩恵を享受すべきだが、一方ではちっぽけな新参者であるという事実も謙虚に受け止めていく必要がある。私たちは病原菌やウイルスを科学の力で抑えきることができたなどとうぬぼれてはいけない。そして、ヒトはこれまでに地球上におそらく何億種類と出現した生物の一種にすぎないのである。そして、これまでに何億種類とあらわれた生物種のほとんどがすでに絶滅しているという厳然とした事実がある。

太古における毒と薬

よく動植物に毒があると言うと、「動植物はほかの生き物から身を守るために毒を持つようになったのでしょうか」という質問を受ける。もちろん、本当の理由は（もし理由があれば）神のみぞ知るわけだが、これは、おそらく、生物の多様性の結果であると考えてよいだろう。生物が意図的に外敵に対抗するために工夫あるいは努力して毒を持つようになるということはありえない。すなわち、ありとあらゆる種々雑多な生物があらわれたなかで、たまたま毒と称されるものを持った生物が生き残ったと考えるべきであろう。

現在地球上に棲息《せいそく》する生物種は数千万種といわれるが、前述のように、これまでに地球上に誕生した生物種の数はおそらく数億種類におよぶといわれている。このように、実に多くの種類の生物がこの世の中に誕生し、その結果、少しでも条件のよい種が残っていったと考えればいいだろう。現在、毒のある生物が残っていることが多少でも目立つのは、それらが生き残るためにたまたま有利な方向に進化した結果と考えてはどうであろうか。

たとえば、日本の南の暖かい海にはイモ貝というゆっくりしか動けない貝が棲息しているが、この貝は沖縄ではハブ貝といわれる。それはこの貝が強い毒を有し、ヒトでもこの貝の毒にやられると死亡することがあるからである。この動きの遅い貝が生存競争に勝って現在まで生き残れたのは、たまたまこの貝が毒のある銛《もり》を持っていてヒトに恐れられたり、この毒銛を使って魚を捕らえて食べる能力を持っていたからだと考えられる。

2　古代エジプト・ギリシャ・ローマにおける毒と薬

粘土板に刻まれた楔形文字とパピルス文書にある毒や薬

古代メソポタミア文明は、中央アジアのティグリス川とユーフラテス川の流域、現在のイラクの周辺にシュメル人によって築かれた。紀元前二〇〇〇年以上前の粘土板に刻まれた楔《くさび》形《がた》文字が解読された結果、そこには二五〇種以上の植物性薬、一八〇種以上の動物性薬、一二〇種以上の鉱物性薬の記録があることが明らかになった。やがて、メソポタミア文明は地理的に近いエジプトに伝えられ、エジプト文明として花開くことになる。

ナイル川流域に展開したエジプト文明においては、パピルスが記録媒体として発明された。

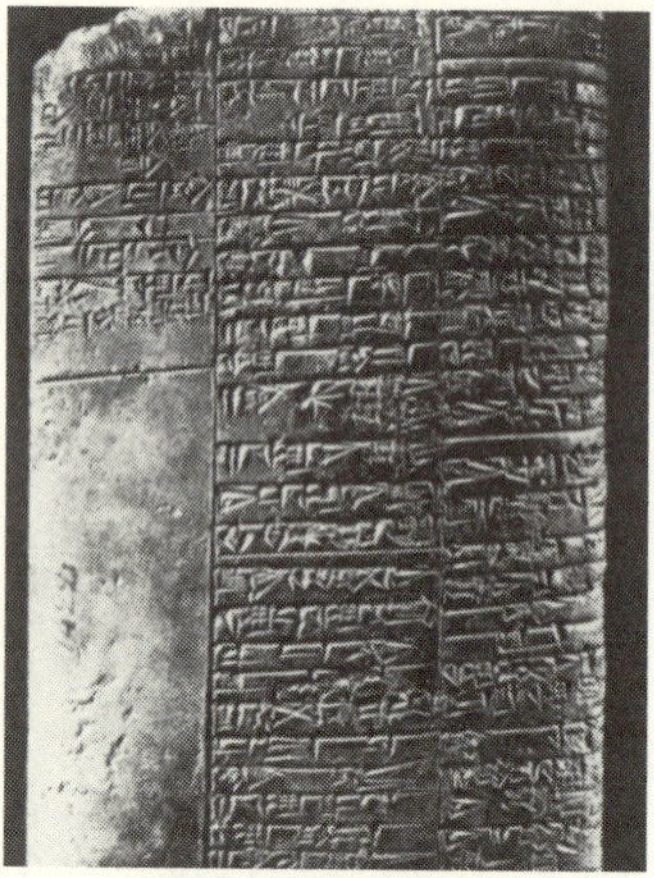

各種の薬の名称が刻まれた粘土板
（酒井シヅ編『薬と人間』より）

パピルスは紙を表わす英語のpaperの語源ともなっている。『エーベルス・パピルス』は、一八七二年、ドイツのエジプト考古学者であるエーベルス（一八三七－九八）がルクソールでアッシリア人から購入したとされる。それは、ルクソールの北に位置するテーベの墓地から発掘したミイラの膝の間から発見され、紀元前一五五二年に書かれたものと見られている。これは巻物で、幅三〇センチメートル、長さは二〇メートルにおよび、各種の疾患の症状とそれらの治療法が一〇八コラムに分けて記述されているほか、薬の処方や調製法、使用法についても書かれている。解析の結果、そのなかには、ワインやイチジク、アロエ、ヒマシ油、サフラン、ハッカや阿片《あへん》のほか、ヒヨスのように、毒性の強いものの記載もあることがわかった。ヒヨスからは主成分としてアトロピンというアルカロイドが得られる。結局、『エーベルス・パピルス』には、薬としての記録だけでも約七〇〇種の動植物や鉱物の記載がある。なお、王家の谷で一九二二年に発見された有名なトゥト・アンク・アーメン（ツタンカーメン）の在位は紀元前一三六一－前一三五二年であったというから、この文書はツタンカーメンの在位期の約二〇〇〇年ほど前のものとなる。
古代の粘土板に刻まれた楔形文字や『エーベルス・パピルス』のような医薬や毒に関する古い記録の存在を考えると、本章のはじめにも記したが、人類はあたかも毒や薬の記録を残したいがために文字や記録方法を発明したのではないかと思えるほどである。

ソクラテスとドクニンジン

古代ギリシャでは、罪人（主に今でいう政治犯）の処刑にドクニンジンの種子エキスが用いられ、ソクラテス（前四七〇－前三九九）もこの方法によって処刑された。その最期の様子はプラトン（前四二七－前三四七）による記録『パイドン』に残っている。その一部分の邦訳を次に示す。

あの方は、あちこち歩きまわっていられましたが、脚が重くなったと言われて、仰向《あおむ》けにやすまれました。あの男がそうするように言っていたからです。するると、毒を渡した男が、あの方のお身体に触り、しばらくしてから足先や脛《すね》のほうを調べ、それから足の先を強く押して、感じがあるかとたずねました。「ない」とあの方は答えられました。つぎに、また脛に同じことをし、こうしてだんだん上にあがっていって、しだいに冷たくなり硬くなってゆくのを、ぼくたちに示しました。そして、もう一度触ってみて、これが心臓まできたらおしまいです、と言いました。

（「パイドン」『世界の名著　プラトンⅠ』池田美恵訳）

ドクニンジンはヨーロッパ原産のセリ科の植物で、全草にコニインという神経毒を有するアルカロイドが含まれる。コニインによる中毒の特徴としては、手足の末端から体の中心に向かって麻痺が進むことで、それは、ソクラテスの最期に記されているとおりであるという。

クレオパトラと毒ヘビ

プトレマイオス一二世の王女として生まれた有名なクレオパトラ七世（前六九－前三〇）は、ただ美しかっただけではなかった。彼女は教養に富み、毒にも深い関心を持っていたという。そして、種々の毒の効果を囚人で試していたらしい。

そのクレオパトラがオクタヴィアヌスに敗れて追い詰められ、ついには、毒ヘビに自らを咬ませて最期を迎えたという話は有名であるが、彼女の最期については、さまざまな想像や新解釈もある。

たとえば、その自害について現在知られている最も古い記録であるギリシャの思想家・伝記作家プルタルコス（四六頃－一二〇頃）によれば、クレオパトラはコブラ科のアスプ（エジプトコブラ）に腕を咬ませたということになっている。しかし、自害に使ったのはクサリヘビ科の毒ヘビであるという説や、咬ませた部位についての記述は、腕ではなく、乳房を咬ませたとなっているものもある。さらに、クレオパトラは、簪《かんざし》に仕込んでいたヘビの毒で自害したという説もある（松井壽一『薬の文化誌』）。クレオパトラの最期を描いたものとして、以下にプルタルコスによる『英雄伝』からの一節を引用する。

或人は語って言う、毒蛇アスプは彼《か》の無花果《いちじく》の間に入れてもたらされ、青葉の間に隠されてあった。クレオパトラは之《これ》を見ずして咬まれるよう命じておいたが、青葉を除ける時に、端《はし》なく目に触れたので、「到頭来た」と言ってその白き腕を差伸べたと。（略）又彼女の腕上には二個の小孔があって、さながらアスプの刺螫《しせき》（咬み跡：船山注）によって生じたものの如くであったと断言した者もある。

（『プルターク英雄伝』第一巻、高橋五郎訳、現代仮名遣いに改めた）

クレオパトラは種々の毒を調べ、熟睡した人間のように早く安らかな死を与える（今でいう神経毒作用を示す毒を持つ）エジプトコブラを見いだしたという。一方のクサリヘビ科の毒ヘビの毒は咬まれた部位に強い出血作用を持ち、ひどい出血のみならず、皮膚の爛《ただ》れや壊死《えし》も惹き起こす。現在知られているヘビの毒には、大まかに、これらの神経毒作用と出血毒作用の二種類がある。前者の例としてはコブラやウミヘビの仲間があり、後者の例として、日本にはマムシやハブが棲息する。また、アメリカ大陸に棲息するガラガラヘビも後者の例である。

おそらく、クレオパトラはエジプトコブラに乳房を咬ませ、皮膚の爛れや壊死も起こさずに安らかに最期を迎えたのだろう。無責任な言い方だが、エジプトコブラと乳房の組み合わせが最も美しいのではないだろうか。

自殺の手段として毒を使用する例は日本においてもあまたあり、なかでも、農薬による自殺や、睡眠薬、青酸化合物などによる自殺が多い。しかし、毒ヘビを自殺に使った例はあまりないのではなかろうか。

解毒薬テリアカ

テリアカ（theriaca）とは、紀元前三世紀ころに記載された万能解毒薬のことである。さまざまな毒による暗殺が流行し出すと、暗殺に対して恐れをいだいた権力者たちは、毒による暗殺に対抗する手段を講じるようになる。その一つが、解毒薬の開発で、テリアカはそのなかでも最も有名なものである。

テリアカにはいろいろな処方があるとされるが、ローマ帝国の第五代皇帝で、暴君として悪名高いネロ（三七―六八）の侍医の一人であるアンドロマコスによるものが有名である。

その調製は秘法であったが六〇種ほどの薬物が配合されたといわれる。その後、中世のヨーロッパでは各地で広く使われた。今日でも、ヨーロッパの各地の薬の博物館においてテリアカの薬壺を見ることができる。

ローマの皇帝の侍医となった人としてガレノス（一二九頃―一九九）もいる。ガレノスはヒポクラテス（前四六〇頃―前三七五頃）に次ぐ名医といわれた。中世から近世にかけての医学は西洋でもあまり進歩せず、プリニウス（二三頃―七九）やディオスコリデス（四〇―九〇）、ガレノスの書いたものがその後長く重んじられた。

『マテリア・メディカ』とプリニウスの『博物誌』

『マテリア・メディカ（薬物誌）』（*De Materia Medica*）は『ギリシャ本草』ともいう。この本は古代ローマの皇帝ネロの軍医として各地を巡ったディオスコリデスによって西暦七七年に著わされた。この本は西洋で最初の本草書であって、ギリシャ語で書かれている。五巻本となっていて、九五八種類の薬を動物薬（八〇種）、植物薬（六〇〇種）、鉱物薬（五〇種）と分類して記されている。植物に関しては、植物名、別名、鑑別法、調製法、貯蔵法、薬効、適応、用法、用量についての記載があり、アラビア産の薬用植物としては、生姜《しょうが》、胡椒《こしょう》、アロエ、大黄《だいおう》などが掲載されている。また、この本には後にパラケルススが唱えることになる「毒は薬なり」という言葉もある。

『マテリア・メディカ』が薬を動物・植物・鉱物と原料を基準として分類しているのに対して、後述の中国大陸で編纂された『神農本草経』では、薬の毒性の強さで上薬・中薬・下薬と分けており、体に対する作用別であるところは大いに異なる。

一方、ディオスコリデスと同時代に生きた古代ローマのプリニウス（大プリニウス）によって著わされた『博物誌』（*Naturalis Historia*）は三七巻からなる。そして、そのうちの第二〇巻から第二七巻までは植物薬剤を扱っており、それぞれの巻の表題は、野菜の薬効（第二〇巻）、花と花冠（第二一巻）、草本類の薬効（第二二巻）、栽培樹の薬効（第二三巻）、森林（野生）樹の薬効（第二四巻）、野草の薬効（第二五巻）、身体各所の病気に効く薬草（第二六巻）、そして、薬効のあるその他の植物（第二七巻）となっている（大槻真一郎編『プリニウス博物誌─植物薬剤篇』）。ここでの薬の分類の仕方が、『マテリア・メディカ』と同様、薬となる植物の原料を基準としていることは興味深い。

3　古代インド・中国における毒と薬

インド文明と『アユルヴェーダ』

インド文明は紀元前二三〇〇年ころにインダス川流域に発達した。紀元前一五〇〇年ころにインド・ヨーロッパ語族のアーリア人が侵入してヴェーダ時代が始まる。古い時代のインドの毒や薬に関する記録はあまり伝えられていないが、ヒンドゥー教の宗教詩歌集のなかの『アユルヴェーダ』には医学や健康に関する記載があり、現代に至るまで伝統医学として伝えられている。

アユルヴェーダとは、「生命の知識」といった意味である。それによれば、人体を構成しているのは空、風、火、水、土の五元素とされ、健康を保てるのはこれらのバランスがとれているから、とされる。アユルヴェーダで用いられる薬物は、ほとんどが植物性薬で、シナモンや生姜、胡椒、甘草《かんぞう》など二〇〇〇種以上が記載されている。

神農と『神農本草経』

紙は、羅針盤・火薬・印刷術とともに中国における四大発明といわれる。このうち紙は、前漢の時代には目の粗い紙がすでにあったらしいが、後漢（二五―二二〇）の時代に蔡倫《さいりん》（五〇?―一二一?）という宦官《かんがん》が西暦一〇五年に布・麻・木片などを原料にした製紙方法を発明し、紙の質が大きく変貌する。紙は六世紀になると朝鮮半島経由で日本にも伝えられた。

古代中国では、薬や農耕に関する伝説上の人物（神様）である神農《しんのう》が、「日に百草を嘗《な》め一薬を知る」という方法で見いだしたという薬の記録があり、『神農本草経《しんのうほんぞうきょう》』として伝わっている。後漢のころに著わされたというが、実物は現存せず、その後の中国の梁《りょう》の本草学者、陶弘景《とうこうけい》（四五六―五三六）が著わした『本草経集注《しっちゅう》』で内容を知るほかない。ただ、これも原本は失われ、現在では、その後に出された種々の解説書によってその内容を推定するしかないという。これらの書物も紙の発明を待つかのように著わされたものであろう。

『神農本草経』には合計三六五種の薬について記載されているが、これらの薬を上薬（一二〇種）、中薬（一二〇種）、および下薬（一二五種）に分けている。このうち、上薬には毒がないが、中薬には無毒のものと有毒なものがあるとし、下薬は毒が多いから長く服用してはいけないとある。すなわち、毒性による薬の分類がなされていることになる。このことは大変に画期的なことである。

なお、前述の『本草経集注』以前の医療関係の主な業績として、張仲景《ちょうちゅうけい》（一五〇？－二一九？）は、古代から伝わる医学の知識と自らの経験を加えて『傷寒雑病論《しょうかんざつびょうろん》』を著わした。これは、後世、『傷寒論』と『金匱要略《きんきようりゃく》』の二種類の書として分割され、現代に伝わっている。

秦《しん》の始皇帝と不老不死の薬

秦の始皇帝《しこうてい》（前二五九－前二一〇）は、自分に不都合な学を論じた万巻の書物を焼き、学者を生き埋めとした。いわゆる焚書坑儒《ふんしょこうじゅ》といわれる所業である。また民衆を動員して万里の長城を築くといった専制君主であった。

古今東西を問わず、権力を掌握した者は不老不死を願うものなのであろうか。そして、一方では、権力者の欲求をうまく利用する人間がいる。始皇帝は紀元前二一九年に、徐福《じょふく》に不老不死の妙薬を探すことを命じた。彼は、東の海上の仙人の島へ不死の薬を求めに行くと称し、良家の少年少女数千人を伴い、五穀の種子と器物や道具類をあつらえさせて旅立ち、そのまま帰らなかったという。この話は司馬遷《しばせん》（前一四五頃－前八六頃）による『史記』（前九一頃）にある。この東方海上の仙人の島というのが、日本であるかもしれないといわれている。実際、日本にはあちこちに徐福伝説がある。

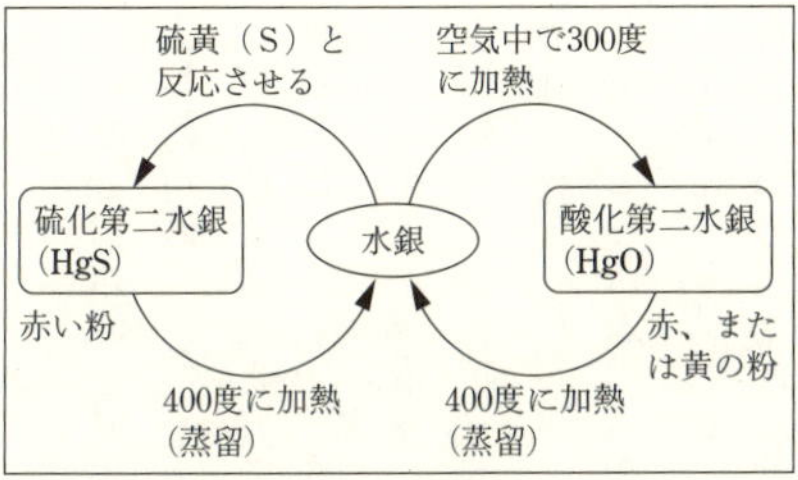

丹薬（硫化第二水銀）**の変化**

唐の歴代皇帝と丹薬

中国古代の書『周礼《しゅらい》』には水銀や砒素《ひそ》などを含む鉱物が「五毒」と称する薬として記載されている。すなわち、病気を惹き起こす悪霊にうち勝つには、このような薬（毒）が必要というわけである。五毒とは、亜砒酸（おそらく硫砒鉄鉱）、雄黄《ゆうおう》（硫化第二砒素 As_2S_5 または As_4S_{10}）、石膽《せきたん》（硫酸銅 $CuSO_4$）、丹砂《たんさ》（辰砂《しんしゃ》、硫化第二水銀）、慈石《じしゃく》（酸化鉄）の五種の鉱物を指す。

その後、鉱物を不老不死の霊薬に作りあげる煉丹術《れんたん》が起き、この技術は道教の思想と結びついて、不老不死の薬とされた丹薬を生むに至る。丹には赤色の意味もあるが、また、不老不死の薬の意味もある。おそらく鮮やかな赤色に血（生命）を意識したのであろう。

丹薬とは水銀と硫黄の化合物である硫化第二水銀（HgS）のことであり、硫化第二水銀は天然に丹砂（辰砂）としても産出する赤色の化合物である。草木は薬になるとはいえ、燃やしてしまえば灰となる。それに対して、丹薬は、千変万化してまたもとの姿に戻り、生命が絶えることがない（図）というのが、丹薬を服用する根本思想である。

すなわち、硫化第二水銀（HgS）を空気中に放置すると暗色になるものの、それを四〇〇度で焼くと遊離の水銀（Hg）となる。また水銀を空気中で三〇〇度に加熱すると酸化第二水銀（HgO）になり、四〇〇度に温度を上げると分解して再び遊離の水銀（Hg）になる。そして、この遊離の水銀を硫黄と接触させればまた硫化第二水銀（HgS）となる。

しかし、実際には、水銀化合物は不老不死の妙薬などではなく、その多くは毒性の強い化合物である。たとえば酸化第二水銀は現在も毒物として取り扱われている。それなのに、中国の唐（六一八－九〇七）の時代には、二〇世の歴代皇帝のうち少なくとも六人（二代太宗《たいそう》、一一代憲宗《けんそう》、一二代穆宗《ぼくそう》、一三代敬宗《けいそう》、一五代武宗《ぶそう》、一六代宣宗《せんそう》）が、おそらく丹薬の中毒のために生命を落としている。

現在、巷《ちまた》には健康を保つものとしてさまざまなものが健康食品と称して、医薬品とは別のルートで流通しているようであるが、私たちも丹薬の服用で命を縮めた唐の皇帝たちと同じような誤りを犯していないだろうか。

唐の時代の六五九年には八五〇種の薬物の記録が掲載されている『新修本草』が成立している。この書は別名を『唐本草』ともいい、本巻二一巻、薬図二五巻、図経七巻、目録一巻の全五四巻からなる薬の規格書である。すなわち、国が定めた最初の薬の規格書であり、今でいう薬局方《やっきょくほう》のようなものである。

古代中国の鉱物薬を配合した処方に「五石散《ごせきさん》」というものがある。これは、魏《ぎ》の何晏《かあん》（一九〇－二四九）が考案したという薬で、病気を治すだけでなく気分を爽快にするという。強い薬であり、注意が必要である。まず、薬効があらわれることを散発《さんぱつ》というが、散発となったら歩かなければならない。これを行散《こうさん》または散歩という。

後漢末に、華佗《かだ》という名医がいた。華佗（生没年不詳）は『三国志』で有名な曹操《そうそう》（一五五－二二〇、追尊されて太祖武帝と呼ばれた）の侍医となったが、後に曹操に殺害される。後述するが、江戸時代の華岡青洲《はなおかせいしゅう》は華佗の考案した麻酔薬であるという麻沸散《まふっさん》に興味をいだき、麻沸散のような薬を作ろうとして、全身麻酔薬である通仙散《つうせんさん》を考案したのである。

4　古代日本における毒と薬

恙なきや

古代日本の記録には、当然ながら天皇や天皇周辺のことがらが多い。

六〇七年（推古天皇一五年）、第三三代の推古《すいこ》天皇（五五四－六二八、在位五九二－六二八）と聖徳太子（五七四－六二二、第三一代用明《ようめい》天皇皇子）は、当時、隋《ずい》（五八一－六一九）の時代であった中国大陸に遣隋使として小野妹子《おののいもこ》を遣わした。隋の皇帝は煬帝《ようだい》（五六九－六一八）であった。その時の聖徳太子による国書の一節である「日出処天子致書日没処天子無恙乎（日出ずる処《ところ》の天子、書を日の没する処の天子に致す、恙《つつが》なきや）」が有名である。これに対して煬帝は、対等な関係を強調したばかりか、日の没するところの天子と書かれて大いに怒ったということが知られている。

ここでいう「恙なきや」という言葉は、「つつがなく」という常套句として現在でも使われる。恙とは、病気や災いのような意味で使われるが、もともとは恙虫《つつがむし》による害のことである。この時代の病の概念は、現代から見たら、まだきわめて稚拙なものだったであろうが、病気に関する記述が古くからあったことに興味がそそられる。

恙虫病は病原体であるリケッチアを媒介するツツガムシに刺されて起こる伝染病である。新潟・山形・秋田各県の河川地域や富士山麓、伊豆七島などに発生する。病原体であるリケッチアは患部に壊疽《えそ》を惹き起こし、潰瘍をつくる。潜伏期は七－一〇日で、高熱を発し三九－四〇度に達してから漸次《ぜんじ》解熱する。日本特有の地方病であり、しばしば致命的であった。しかし、現在では、抗生物質の投与により確実に治療できるようになった。

『万葉集』と薬

『万葉集』は第一六代仁徳《にんとく》天皇の皇后の歌といわれるものから七五九年（天平宝字《てんぴょうほうじ》三）までの歌四五〇〇首余を収録した歌集である。このなかに六六八年（天智天皇七年）五月五日の薬狩りにおける額田王《ぬかたのおおきみ》（生没年不詳）と大海人皇子《おおあまのみこ》（？―六八六）による有名な歌がある。

なお、薬狩りとは六一一年（推古天皇一九年）に行なわれたのを嚆矢とする行事で、旧暦の五月五日に行なわれる。本来は薬となる鹿の若角を採る行事であったが、ここでは薬草であり染め草でもあるムラサキの根を採取したものであろうか。額田王ははじめ大海人皇子に嫁し（采女《うねめ》だったという説もある）、十市皇女《とおちのおうじょ》が生まれていたが、この歌の当時は天智《てんじ》天皇の後宮に入っていた。しかし、このあたりは諸説があるので、深入りしない。

額田王は次のように歌う。

あかねさす紫野《むらさきの》行き標野《しめの》行き野守《のもり》は見ずや君が袖《そで》振る（巻一―二〇）

これに対する大海人皇子の返歌は次のとおりである。

紫草《むらさき》のにほへる妹《いも》を憎くあらば人妻ゆゑにわれ恋ひめやも（巻一―二一）

これらの歌の解釈には諸説があり、なかには古代朝鮮語で解釈すると大変エロティックな意味になるという説さえある（李寧熙《イ・ヨンヒ》『もう一つの万葉集』）。『医心方《いしんぼう》』を現代語訳した槇佐知子氏は、「野守は」のところを「ノモリとは」と解釈できないかと大胆に推理している（槇佐知子『日本の古代医術』）。「野守は」のところは万葉仮名で「野守者」と記載されており、「野守は」とも読めるが、「野守とは」とも読めるからである。

若干時代は下るが、八〇八年（大同三）に平城《へいぜい》天皇が勅命した『大同類聚方《だいどうるいじゅうほう》』に、「乃母《のも》里《り》薬」という処方があって、これは、精神を病んだときに使われる。そこで、ノモリは「御乱心」の代名詞にもなるといい、「野守は見ずや」のところは「野守とは見ずや」であって、「御乱心とは思われないか」と解釈するわけである。すなわち、「狂おしいことをなさいますな」という意味にもとれるというのだ。この歌の当時、すでに「乃母里」という処方があったとして、もし、この歌に、皇室の薬園である標野の番人（野守）、すなわち天智天皇に見られたらどうなさいますという意味の裏に、もう一つ「狂おしいことをなさいますな」という意味があれば、この歌に使われている言葉遣いは深い。この当時、額田王はすでに三〇代後半だったようである。深刻な恋愛の歌というよりも酸いも甘いも嚙み分けた大人の男女の座興の歌という感じがする。当時の天智天皇と皇太弟の大海人皇子の力関係を考えれば、いくら過去に親しい関係にあった女性とはいえ、真っ向から恋愛感情を吐露できる状況にはなかったはずである。

この歌の交わされたわずか四年後の六七二年（壬申）には、天智天皇の死後の皇位継承権をめぐって、天智天皇の子の大友皇子《おおともおうじ》（六四八－六七二）と大海人皇子の間に古代におけるわが国最大の内乱となる壬申《じんしん》の乱が勃発する。壬申の乱においては、結局、敗れた大友皇子は自害し、勝利した大海人皇子が即位して天武《てんむ》天皇（在位六七三－六八六）となった。

ムラサキの根は布を高貴な色とされた紫色に染めるのに使われた。当時の礼服《らいふく》においては、色の尊貴の順は紫－赤－緑－縹《はなだ》となっており、紫が最も高貴な色となっている。一方、ムラサキの根の生薬名を紫根《しこん》と称して、現代でも火傷《やけど》や痔疾《じしつ》などに使われる紫雲膏《しうんこう》の主成分である。ムラサキの花は白色の小さなものでそう目立って美しいものでもない。そこで、返歌の「紫草のにほへる妹」のところは、従来の一部の解釈のように、「ムラサキの花のように美しい」と解釈するよりも、「兄上（天皇）の後宮の高貴な紫草に染められて」と解釈した方がはるかに合点がいく。

なお、ムラサキの根の色から紫という色の名前が出たが、ムラサキという植物の名前は「群ら咲き」から出ている。すなわちたくさん群れをなして咲いているので、この植物の名前が出たという。しかし、この植物の野生品は、現在は絶滅危惧種に指定されているほど少ない。一方、アカネもその根が染料となるほか、通経《つうけい》・解熱・強壮などを目的とした生薬（茜草《せんそう》または茜根《せんこん》）として使用される。茜色もこの植物の名前から出た色名である。この名前は赤い根からきているが、赤いは「明るい」に由来するとされる。また、この色は夕焼けの色であることから、漢字では草かんむりに西と書く。

ここに挙げた歌はあまりにも有名であるが、万葉の歌人はこのほかにも植物をたくさん詠んでいる。植物を愛《め》でる気持ちもあったのであろうが、この時代にすでにいろいろな植物が食料や医薬に用いられており、たいへん身近なものでもあったのであろう。食物と毒や薬の間にあるものとして調味料があるが、万葉時代のわが国の調味料として、すでに、ショウガ、サンショウ、ミョウガ、ワサビなどが知られている。

因幡の白うさぎと蒲の穂

わが国最古の歴史書である『古事記』は、天武天皇の勅命で稗田阿礼《ひえだのあれ》（生没年不詳）が誦《ず》習《しゅう》した『帝紀《ていき》』および先代の『旧辞《きゅうじ》』を、元明《げんめい》天皇（六六一―七二一、在位七〇七―七一五）の詔をうけて、太安万侶《おおのやすまろ》（？―七二三）が撰録《せんろく》して七一二年（和銅《わどう》五）に献上した。『古事記』の上巻は天地開闢《かいびゃく》から鵜葺草《うがや》葺不合命《ふきあえずのみこと》まで、中巻は神武《じんむ》天皇から応神《おうじん》天皇まで、そして、下巻は仁徳天皇から推古天皇までの記事を収めている。

『古事記』には神話・伝説と多数の歌謡とを含み、全篇天皇家を中心とする国家統一の思想で貫かれている。そして、皇統が天智天皇方から天武天皇方に替わってからの記述のため、その内容は天武天皇方に肩入れしたものとなっている。本居宣長《もとおりのりなが》（一七三〇―一八〇一）は『古事記』のことを「ふることぶみ」と読んだ。なお、一九七九年（昭和五四）に奈良市の茶畑から偶然に太安万侶の墓が発見され、墓誌も出土して話題となった。

さて、日本における植物薬使用についての記録として知られている最も古いものの一つは、『古事記』にある「因幡《いなば》の白うさぎ」の話である。皮をはがれた白うさぎが通りかかった大《おお》国主命《くにぬしのみこと》によって、蒲《がま》の穂を使うことを教わり、救われたことになっている。ガマの穂から生じる花粉は現在でも蒲黄《ほおう》と称して、止血薬として外用に用いられる。

この時代には、七一三年（和銅六）に、やはり元明天皇の詔によって諸国に郡郷名の由来、地形、産物、伝説などを記して撰進させた地誌である風土記も編纂された。このうち、現在まで残っているものは、出雲《いずも》（島根県）、常陸《ひたち》（茨城県）、播磨《はりま》（兵庫県）、豊後《ぶんご》（大分県）、肥《ひ》前《ぜん》（佐賀県・長崎県）の五国分で、そのうち、完本として残っているものは『出雲国風土記』のみである。この時代に編纂された風土記は平安時代や江戸時代に編まれた風土記と区別するために「古風土記」といわれることもある。

養老律令と三毒

養老律令《ようろうりつりょう》は、七一八年（養老二）に藤原不比等《ふひと》（六五九－七二〇）らが編纂を開始し、七五七年（天平宝字元）に孫の藤原仲麻呂《なかまろ》（七〇六－七六四）の提案で施行された。その内容は、藤原不比等らによって七〇一年（大宝元）に施行された大宝《たいほう》律令とほとんど同文であるという。

養老律令には三毒についての記載があり、これらを売買したり、所持したり、使用した場合についての罰則が述べられている。三毒とは、附子《ぶし》、鴆毒《ちんどく》、および冶葛《やかつ》のことである。

三毒のうち、附子はキンポウゲ科のトリカブト類の根を乾燥したものであり、猛毒を持つことで知られる。トリカブトの仲間はきわめて多く、五〇〇種以上にのぼるといわれ、その分布は日本から中国大陸を横断し、ヨーロッパにまで広がる。トリカブトはその花の形が舞楽などで使用するかぶり物の鳥兜に似ているために命名された。英語圏ではこの植物をMonk's Hood（修道士の頭巾）といい、やはり、花の形からの命名である。

一方、鴆毒とは、毒のある鳥（鴆）の毒のことである。言い伝えによれば、鴆という鳥がいて、その鳥は毒のあるヘビを常食するために体内に毒が溜まるといわれた。鴆については、医薬に使われる動植物や鉱物などについて一六世紀末にまとめられた『本草綱目』にも記載され、図版も載っている。その図を見ると、鴆なる鳥は現在でいう「ヘビクイワシ」のような大型の鳥となっている。実は、猛毒を示すことで知られる亜砒酸を得るには、硫砒鉄鉱を加熱し、昇華法によって精製する。この昇華された亜砒酸を集めるには硫砒鉄鉱を加熱している上方に鳥の羽を掛けて、その鳥の羽にくっつく亜砒酸を回収するのだという。よって、鴆という鳥がいるのではなく、この目的で使用した亜砒酸がついている鳥の羽を鴆という毒鳥の羽としたという説もある。そして、もしかしたら、これが真実かもしれない。さらに、毒のある鳥などという荒唐無稽なものがこの世の中に存在するわけがないともいわれ続けていた。ところが、毒のある鳥は実際に存在したのである。それは第2章に詳述するが、一九九二年、ニューギニアにおいてその存在が確認され、有毒成分も明らかにされた。

　三毒のうち、冶葛については長いこと謎のままであったが、近年になってゲルセミア属の植物の根であることが解明された。このことについては、この章の後半の正倉院薬物の項にやや詳しく述べる。

薬師如来信仰と薬師寺の建立

　薬師如来信仰は飛鳥《あすか》時代からあり、聖徳太子は父用明天皇の病気平癒を願い、薬師如来像を造立している。薬師如来像は薬壺を持っているのが特徴の一つであるが、薬師寺の薬師如来など古い像では必ずしも薬壺を持っていない。薬師如来信仰はまだ医術が呪術《じゅじゅつ》の時代であったころに芽生え、今日に至る。

　奈良の大仏が建立される少し前のことである。六八〇年（天武天皇九年）に天武天皇が皇后の鸕野讃良《うののさらら》皇女（後の持統天皇、六四五－七〇二、称制六八六－六八九、在位六九〇－六九七）の病気平癒を祈り、薬師寺の建立を発願《ほつがん》した。しかし、六八六年に天武天皇が崩御。薬師寺の建立は皇后に引き継がれた。六九四年（持統天皇八年）に藤原京への遷都が行なわれ、六九七年七月二九日に薬師寺の本尊開眼《かいげん》（六八八年には本尊が完成していたという説もある）となる。そして、直後の八月一日には持統《じとう》天皇が孫の軽《かる》皇子に位を譲る。文武《もんむ》天皇（六八三

－七〇七、在位六九七－七〇七）の誕生である。六九八年にはこの薬師寺の主要伽藍《がらん》がほぼ完成する。この薬師寺は本薬師寺《もとやくしじ》ともいい、平安時代まで続いていたようであるが、現在は礎石だけが残っている。七一〇年（和銅三）の平城遷都にともない、薬師寺は現在地に移転し、七三〇年（天平《てんぴょう》二）ころに東塔が建立され、主要伽藍がほぼ完成した。

さて、薬師寺の本尊である薬師如来は別名を医王如来ともいわれ、像高二・五四七メートルである。通常、薬師如来が手に持っている薬壺はない。両脇侍《わきじ》は日光菩薩と月光《がっこう》菩薩である。薬師三尊の本尊の台座には、明らかに海外から伝来したと思われる事物が描かれている。すなわち、一番上の框《かまち》にはギリシャの葡萄唐草《ぶどうからくさ》文様、その下にはペルシャの蓮華《れんげ》文様が見られる。また、各面の中央には、インドから伝わった力神の裸像が浮き彫りされている。その姿形は明らかに日本人のものではない。さらに下框には中国の四方四神《しじん》である青龍《せいりゅう》（東）、朱雀《すざく》（南）、白虎《びゃっこ》（西）、そして玄武《げんぶ》（北）の彫刻がなされている。これらの文様や彫刻は、当時の文化がギリシャやペルシャからインドや中国を巡って伝来したことを示唆している。すなわち、日本がシルクロードの極東の終点であったことを強く感じさせるものである。

なお、この現在の薬師寺の三尊は藤原京にあった薬師寺（本薬師寺）の本尊を移座したものなのか、または、現在地で新しく鋳造されたものであるかという論争が、明治以来続いている。

奈良の大仏と水銀中毒

聖武《しょうむ》天皇（七〇一－七五六、在位七二四－七四九）の発願によって作られることになった東大寺盧舎那仏《るしゃなぶつ》、いわゆる奈良の大仏は、七四九年（天平勝宝元）に竣工し、開眼は七五二年（天平勝宝四）であった。この大仏は金銅仏、すなわち、当初は全身金色に輝く仏像であったという。ただし、大仏開眼供養会のときは鍍金《ときん》はまだ頭部に施されていたのみであった。

金銅仏の製作にあたっては金のアマルガム、すなわち金を水銀に溶かしたものを調製し、これを金属の表面に塗り、熱をかけて水銀を蒸発させる方法をとる。総重量三八〇トンという奈良の大仏の製作にあたっては約四三七キログラムの金に対し、約二・五トンほどの水銀が使用されたと推定される。この鍍金作業は七五二年から聖武天皇の死後の七五七年（天平宝字元）に至る五年間にわたって行なわれたという。水銀はそのままでは毒性を示さないが、酸化第二水銀となったり、細かな粒子になったりすると毒性を示す。鍍金作業によって、蒸気となった細かな水銀粒子はヒトの体内に取り込まれ、長期間にわたって毒性を発揮するため、この鍍金作業に従事した人々の間に水銀中毒者が続出した可能性もあるのではなかろうか。

藤原四兄弟の死と光明皇后

大化《たいか》の改新（六四五）で中大兄皇子《なかのおおえのみこ》（後の天智天皇）の片腕となった中臣鎌足《なかとみのかまたり》（六一四－六

六九）は、死の前日に天智天皇から藤原の姓を与えられ、藤原鎌足となる。その子である藤原不比等も活躍し、その四人の息子たちは不比等の威光によって、それぞれ、時の中央政府において左大臣あるいは参議として活躍していた。また、娘の宮子《みやこ》（養女？、六八〇？―七五四）は文武天皇の夫人《ぶにん》となって聖武天皇の生母となり、もう一人の娘である光明子《こうみょうし》（七〇一―七六〇、後の光明皇后・光明皇太后で、孝謙《こうけん》天皇の生母）は聖武天皇の皇后となった。光明皇后は臣下から皇后になった初めての例であった。光明皇后は七三〇年（天平二）に施薬院《せやくいん》を、また同じころに悲田院《ひでんいん》を設けて、病者や貧者たちを保護し、救済したとされる。

七三七年（天平九）、天然痘のために藤原不比等の息子たちである藤原四兄弟が相次いで病没した。最初に犠牲になったのは参議の房前《ふささき》で四月一七日に五七歳で没した。ついで七月一三日には同じく参議の麻呂《まろ》（四三歳）、さらに同月の二五日には左大臣の武智麻呂《むちまろ》（五八歳）、そして八月五日には参議の宇合《うまかい》（四四歳）が次々に死亡した。お互いに見舞いに訪れて罹患《りかん》したものと思われる。しかし、このように兄弟が相次いで天然痘に罹患して亡くなったのに、彼らの見舞いに行ったかもしれない宮子や光明皇后には罹患したとの記録はない。

孝謙上皇と看護禅師道鏡

当時は病気になったときには、まだ、加持祈禱《かじきとう》が主たる「治療法」であった。そして、光明皇太后の娘の孝謙上皇（後に重祚《ちょうそ》して称徳《しょうとく》天皇、七一八―七七〇、在位七四九―七五八および七六四―七七〇）が病気になったときに看護禅師として近づいたのが道鏡《どうきょう》（？―七七二）であった。道鏡は物部《もののべ》氏の一族の弓削《ゆげ》氏の出自であることから弓削道鏡とも呼ばれる。すでに孝謙上皇の周辺には、光明皇太后が奉納した現在正倉院薬物と称されるその当時では最高レベルの薬物もあったはずである。それらを使用したか否かは不明だが、天皇の病気に看護禅師がかかわるということは、この時代、病気には、加持祈禱・呪術による施療が主であったことを強く思わせる。

さて、七六二年（天平宝字六）、孝謙上皇の病気が治ると、上皇の親任により、道鏡は少僧都《しょうそうず》（七六三）、太政大臣禅師《だいじょうだいじんぜんじ》（七六五）、法王（七六六）と出世の階段を駆け登る。一方、藤原仲麻呂は孝謙天皇から皇位を譲られた淳仁《じゅんにん》天皇（七三三―七六五、在位七五八―七六四）に恵美押勝《えみのおしかつ》の名を与えられた。しかし、彼は結局、恵美押勝の乱（七六四）に敗れて殺される。この乱は、孝謙上皇と道鏡との関係を恵美押勝が淳仁天皇を介して非難するなかで起きた。一説によれば、仲麻呂（恵美押勝）には、いとこにあたる上皇がまだ皇太子で阿倍《あべ》内親王と呼ばれた時代に深い関係になっていた時期があるともいわれる。

そして、ついには、豊前《ぶぜん》国（大分県）の宇佐《うさ》八幡宮より、天皇の位を道鏡に譲れとの託宣を受けたので、この神託の真偽を請うための勅使がたてられることになった。七六九年（神護慶雲《じんごけいうん》三）、称徳天皇の側近で大尼となっていた法均《ほうきん》（和気広虫《わけのひろむし》、七三〇―七九九）がその勅使に指名されたが、法均は病弱ということで、その弟の和気清麻呂（七三三―七九九）が代行した。ところが、その和気清麻呂がもたらした神託の結果が道鏡らの意に反していたということで、この姉弟は、別部広虫売《わけべのひろむしめ》および別部穢麻呂《わけべのきたなまろ》と改名させられ、それぞれ、備後国《びんご》（広島県）および大隅国《おおすみ》（鹿児島県）に配流された。やがて、この姉弟は、七七〇年に称徳天皇が崩御すると帰洛が許され、和気清麻呂は後に桓武朝《かんむ》で実務官僚として重用されて高官となった。その子の和気広世《わけのひろよ》は大学別当となり、それ以降、和気氏は代々、医療にたずさわる家系となった。

一方の道鏡は称徳天皇の死後下野国《しもつけ》（栃木県）に左遷され、ここで七七二年（宝亀《ほうき》三）に没した。ただし、道鏡が皇位を狙っていたという具体的な証拠は乏しく、この時の左遷の理由にも挙げられていないという。また、以上の話は、後世の儒教の影響で、女性の天皇であった孝謙天皇をいたずらにおとしめるためのフィクションであるという説もある。

この一連の出来事も病や薬が歴史を変えた例であろう。もし、孝謙天皇の病気に看護禅師がかかわらなかったら、藤原仲麻呂の失脚がなかった可能性もある。

鑑真の来日と正倉院薬物

七五三年（天平勝宝五）に、唐から鑑真《がんじん》（六八八―七六三）が来日している。その際、大量の薬も伝えたらしい。鑑真は来日当時すでに失明していたが、各種の生薬を鼻で嗅《か》ぎ分けてあやまつことがなかったという。この真偽のほどは不明であるが、このようなことがいわれ

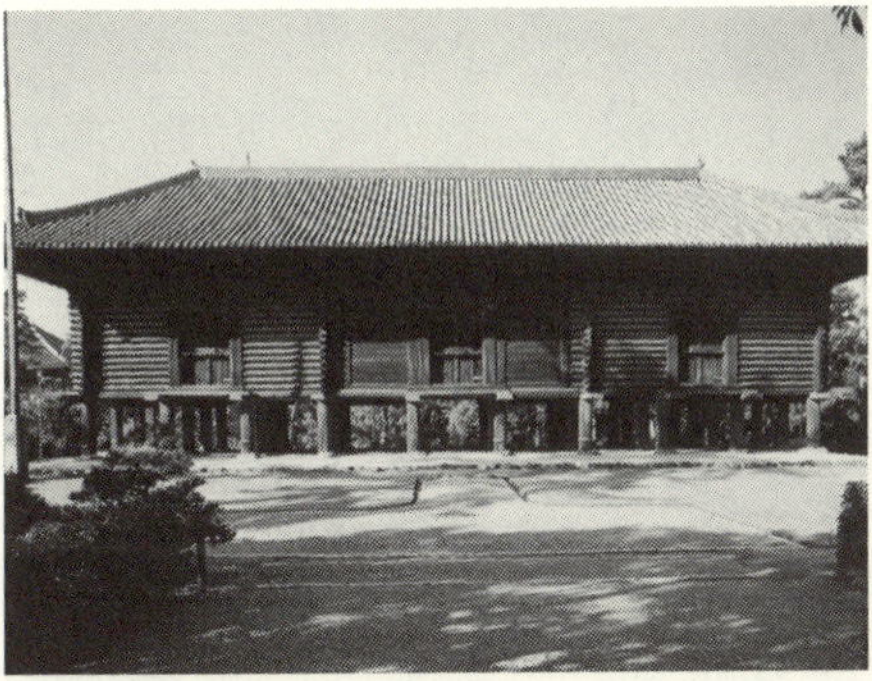

正倉院

るくらいに、鑑真には生薬の知識が豊富だったのであろう。仏教の輸入はまた当時の医薬の最新情報の輸入でもあったのではなかろうか。

　一方、鑑真来日三年後の七五六年（天平勝宝八）、聖武天皇の四十九日忌に際して、光明皇太后によって奈良東大寺の正倉院に献納された六〇種の薬のリストである「種々薬帳《しゅじゅやくちょう》」は今日に残り、リストに挙げられている生薬も現存している。「種々薬帳」の末尾部分には、藤原仲麻呂や藤原永手《ながて》（七一四―七七一）の署名が見える。「種々薬帳」の全面に天皇御璽《ぎょじ》があり、謎の一つとされているが、これは、仲麻呂が御璽を手に入れる口実だったともされている。

　正倉院に納められたこれらの薬物を「正倉院薬物」と称することがあるが、地上の倉に保存され続けた生薬としては世界最古のものであると思われる。また、時期的にみて、そのなかには、鑑真がもたらした生薬も多くあるにちがいない。さらに、「種々薬帳」に記載された生薬は唐で刊行された、いわば当時の薬局方にあたる『新修本草』にあるものが多い。

　そのなかでも人参、大黄、甘草の三種は特に多く納められたようである。大黄に至っては、その量は「種々薬帳」によれば九九一斤八両（約二二一・一キログラム）にのぼる。一九二七年（昭和二）の秤量《しょうりょう》記録によっても完全な形態のもの二包（一四・六二五キログラム）、薬塵《やくじん》三包（二六・六八七キログラム）が記載報告されている。近年の技術を駆使した分析により、これら三種の生薬については一二〇〇年以上を経た現在でも有効成分を保持していることが東京大学名誉教授の柴田承二（一九一五－）を中心とした研究班により証明された（船山信次『ファルマシア』二八巻、一一三二頁、一九九二年）。

また、「種々薬帳」にある生薬の一つに冶葛《やかつ》というものがある。これは、先に述べた養老律令における三毒の一つに該当する。しかし、その正体は長い間不明であった。一九九六年（平成八）になり、保存されていた冶葛を抽出したエキスから一成分が単離された。この化合物を最新の機器分析法による研究によって解析した結果、アルカロイドの一種のゲルセミンであることがわかった。このことから、冶葛の正体はマチン科の *Gelsemium elegans* の根であると結論された。千葉大学の相見《あいみ》則郎《のりお》教授（当時）らのグループの業績である（M. Kitajima *et al.*, *Proceedings of the Japan Academy*, 74B（7), 159（1998））。この植物は東南アジアに自生し、有毒主成分としてゲルセミンを含有する。正倉院薬物がたどってきた道に思いを馳せられる。

さらに、正倉院には「種々薬帳」に記載のない帳外薬物として雄黄《おおう》（「ゆうおう」とも呼ぶ）というものがある。これは鶏冠石《けいかんせき》（砒素の硫化物）を主成分とするもので、外形は、ちょうど鳥の卵のような形に成形されている。砒素の硫化物には顔料や花火に応用されているものがあるが、正倉院に献納された時代に雄黄は、はたして何に使用されたものであろうか。

遣唐使や鑑真のもたらした唐の医薬の知識は、その後の日本の医薬文化に実に大きな影響を与えることになり、それ以後の日本における薬に関する記述も、大陸から伝来するものに大きく影響を受けている。そしてその後、大陸から渡ってきた本草書の解釈と、そのなかにある植物が日本のどの植物に該当するかという点が本草学といわれる医薬研究の主流となり、ほぼそのような状態がなんと一〇〇〇年以上も続いたのである。本草書のなかでは、特に平安時代末期に中国大陸から伝わった『大観《たいかん》本草』や、江戸時代初期に輸入された『本草綱目』は、大きな影響を与えた。

薬子の変とトリカブト

藤原薬子《くすこ》（?―八一〇）は中納言藤原種継《たねつぐ》（七三七―七八五）の娘である。平安初期の女官であった。

藤原薬子は少納言藤原縄主《ただぬし》（七六〇―八一七）に嫁して三男二女を生んだが、平城天皇（七七四―八二四、在位八〇六―八〇九）が東宮のときに薬子の長女が宮廷に入り、薬子も東《とう》宮坊宣旨《ぐうぼうせんじ》として仕え、東宮に寵愛された。しかし、東宮と薬子母子の関係を快く思わなかった桓武天皇（七三七―八〇六、在位七八一―八〇六）は薬子を追放した。

ところが、桓武天皇が亡くなって、東宮だった平城天皇が即位するにともない、薬子は再度招き寄せられ、大同元年（八〇六）九月に尚侍《ないしのかみ》となる。平城天皇は体が弱いという理由から短期間で天皇を退いて上皇となり、弟の嵯峨《さが》天皇（七八六－八四二、在位八〇九－八二三）の時代となった。しかし、その後、体調を回復して重祚への意欲を示しはじめた平城上皇に、薬子は兄の藤原仲成《なかなり》（七六四－八一〇）とともに復位を勧めた。そして、八一〇年（弘仁《こうにん》元）九月六日、平城上皇は突如、平城京に遷都するとの詔を発する。

このことを知った嵯峨天皇はただちに薬子の官位を剥奪し、宮中から退けた。八一〇年九月一〇日のことであった。この日、仲成は捕らえられ、翌九月一一日に処刑される。同日、薬子は平城上皇と輿《こし》を同じくして川口道をとり再興を期して東国へ向かった。嵯峨天皇は、大納言　坂上田村麻呂《さかのうえのたむらまろ》（七五八－八一一）に命じてこれを追わせた。九月一二日、平城上皇は剃髪して入道、薬子は毒を仰いで死んだ。このときに服用した毒は附子（トリカブト）であったといわれるが確証はない。この一連の流れを「薬子の変」という。もともと、薬子は「くすこ」または「くすりこ」と読み、元旦に供御《くご》に奉る屠蘇《とそ》などを毒味する役の童女の意味もあるという。このような名前を持つ薬子が毒を仰いで死んだということは象徴的である。

日本に本格的に毒の文化が入ってきたのは後の安土桃山時代のころであり、この時代になると鴆や鴆毒による毒殺の話がよく出てくるようになる。しかし、毒の使用が史実として明瞭に記述されたものの嚆矢はおそらく「薬子の変」であろう。薬子の変については、七九二

―八三三年（延暦《えんりやく》一一―天長《てんちょう》一〇）の史実を記述した『日本後紀』（八四〇年成立）や鎌倉時代の初期に成立したとされる『水鏡《みずかがみ》』などに記録がある。

平安時代に至る前の日本においても、六七二年の壬申の乱前の薬狩りにおける万葉歌や、薬師寺本尊開眼、薬についての記録のある『古事記』、七三七年の藤原四兄弟の天然痘による相次ぐ死去、七五三年の鑑真の来日、七五六年の正倉院に奉納された薬のリストである「種々薬帳」、三毒（附子、鴆毒、冶葛）についての取り決めのある七五七年施行の養老律令、七七〇年の孝謙上皇の看護禅師として暗躍した道鏡の失脚、そして薬子の変など、毒や薬にまつわる史実を多く拾い上げることができる。

『竹取物語』と不老不死の薬

平安時代初期までに成立したとされる日本最古の物語である『竹取物語』には薬に関連する話が出ている。この物語は奈良時代の正倉院や光明皇太后など、すなわち薬にかかわる事物や人との因縁がきわめて深い可能性がある。物語に登場する車持皇子《くらもちのみこ》は藤原不比等がモデルであるとされる。藤原不比等の娘に宮子がいることは先に述べた。宮子の妹にあたるのが光明子、すなわち、後に光明皇太后となって多量の薬物を含む聖武天皇遺愛の品々を正倉院に奉納したその人である。そして、前述のように「種々薬帳」の末尾には不比等の孫の仲麻呂の署名がある。さらに、宮子の看護禅師となり、宮子に好意を寄せた節のある玄昉《げんぼう》（？―

七四六）がいた。この僧玄昉は七一七年に遣唐使とともに入唐《にっとう》し、七三五年に帰国した人物である。『竹取物語』の中核部分と最後に薬の話が出てくるのはたいへん印象的であると思っているが、当時の最高の薬の文化にかかわったこれらの人々が、もし、この物語に絡んでいれば十分にうなずけるところである。

この物語には、かぐや姫が「私が見たいと言うものを持ってくることができた人と結婚します」といって、五人の公達《きんだち》にそれぞれ言いわたす。そのなかで車持皇子には、蓬萊《ほうらい》の玉の枝を持ってくるように言う。蓬萊の玉の枝とは蓬萊山にある「銀を根とし、金を茎として、白き玉を実とした木」の枝であって、不老不死の薬となるという。彼は偽物を作らせたが、露顕してしまう。また、美しく成長したかぐや姫が八月一五日に月に帰る時に不死の薬を置いていくが、「かぐや姫がいないのならば、不死の薬など不要であるから月に最も近い高い山の上で焼いてほしい」ということで、御門（帝）の使いの者が高い山の山頂で焼いた。そこでその山は不死の山（富士山）と呼ばれるようになり、薬を焼いた頂上からは今も煙を吐いていると書かれている。このように不老不死の薬や蓬萊山の記述がこの日本の古い物語にあらわれていることは、先に述べた秦の始皇帝が徐福に不老不死の妙薬を求めさせるために蓬萊山に向わせたという話と考え合わせると大変に興味深い。

また、この物語には、「火鼠《ひねずみ》の皮衣《かわごろも》」としてアスベスト（石綿《いしわた》）を思わせるものについての記述もある。江戸時代に平賀源内はアスベストを火浣布《かかんぷ》として紹介している（第3章）。

物語の舞台のスケールの大きいこと、また、不老不死の薬やアスベストを思わせる事物について書くことは、当時の相当のインテリで、また、大陸への留学経験でもなければできなかったように思うのだが…。

『医心方』と丹波康頼

わが国最古の医書として全三〇巻からなる『医心方』が知られている。この書は、平安時代の鍼《はり》博士である丹波康頼《たんばのやすより》（九一二－九九五）によって著わされた。『医心方』は、隋や唐の医書、百数十巻を引用して撰述している。原典は九八四年（永観《えいかん》二）に朝廷に献上され、宮中に秘蔵されていたが、戦国時代に正親町《おおぎまち》天皇から典薬頭《てんやくのかみ》で和気氏流の医家である半井瑞策《なからいずいさく》に下賜された。一九八二年（昭和五七）になって同家より文化庁に買い上げとなって、一九八四年には国宝となっている。

丹波康頼は、明治時代に東京大学の製薬学科の教授として、下山順一郎や長井長義《ながよし》とともに、日本の近代薬学の基礎を築いた一人である丹波敬三（一八五四－一九二七）の祖先にあたる。なお、俳優の丹波哲郎（一九二二－二〇〇六）は丹波敬三の孫であった。

『医心方』の巻一四には屠蘇酒の話が出てくる。また、すでに鉱物薬を用いた際の、今でいう薬害についての記述もあることには驚かされる。そして、このような鉱物薬の害から逃れるためには、歩き回らなければならず、散歩という言葉はここから生まれたという。散歩については、古代中国の「五石散」のところでも述べた。

『源氏物語』『枕草子』と当時の医療

『源氏物語』は紫式部（九七〇年代－一〇一四頃）による平安中期の物語であり、世界最古の長篇小説である。なお『源氏物語』の絵合巻《えあわせ》には『竹取物語』のことが「物語の出来《いでき》はじめの祖《おや》」として紹介されている。紫式部にはほかに、一〇〇八年（寛弘《かんこう》五）秋から一〇一〇年正月にかけて書かれた『紫式部日記』があり、このなかの一〇〇八年の秋のところに『源氏物語』についての記載があることが、この小説の成立時期の根拠となっている。また、この日記には同時代の清少納言（九六六？－？）のことを酷評した記述もある。曰く「清少納言こそ、したり顔にいみじうはべりける人。さばかりさかしだち、真名《まな》書き散らしてはべるほども、よく見れば、まだいとたらぬこと多かり」。

紫式部と清少納言は、それぞれ一条天皇（九八〇－一〇一一、在位九八六－一〇一一）の中宮彰子《しょうし》（藤原道長の長女、九八八－一〇七四）と皇后定子《ていし》（藤原道隆《みちたか》の長女、九七六－一〇〇〇）に仕えた女官であり、いわばこの面でもライヴァルであった。この時期は皇后と中宮の二后並立のはじめとなった。元服まもない一条天皇に先に入内したのは定子であったが、父の道隆の死などで立場は弱くなる。かわって擡頭《たいとう》したのが彰子であった。

この清少納言によって書かれた随筆が『枕草子』である。この本の第二二段や四六段、九三段には薬玉《くすだま》の話が出てくる。今でいうハーブ（香草）を何種類かまとめて布でくるんでボール状としたものに糸で作ったリボンのような飾りをつけたものである。薬玉は五月五日の薬狩りの日に新しいものを飾り、九月九日の重陽《ちょうよう》の節句（菊の節句）に菊の花びらを絹布に包んだものと取り換えるまで部屋に下げておくものだったようだ。ただ、『枕草子』には、「また薬玉は菊のをりまであるべきにやあらむ。されど、それは、みな糸を引き取りて物結ひなどして、しばしもなし」（四六段）ともある。どうやら、九月九日を待たずに薬玉の飾りに使われているリボン状のものを何かを結わえることなどに使ってしまって、いくばくもたたずにだめになってしまうとあり、平安時代の宮廷での女御《にようご》たちの現代と変わらぬ生き生きとした生活を垣間見るようで面白い。

『枕草子』には「病は」の段に、胸を病んでいる女性に対して、僧を呼んで読経させる話も出てくる。すなわち、「うへにも聞《きこ》しめして、御読経《みどきよう》の僧の、声よき、給はせたれば」（三〇五段）。さらに、「たのもしきもの」の段でも、「たのもしきもの　心ちあしきころ、僧あまたして修法《ずほう》したる」（二五二段）とある。この時代でも、まだ、病には薬よりも加持祈禱であったことをうかがわせる。

金色堂とアオモリヒバ

岩手県平泉《ひらいずみ》町に、平安時代末に奥州の覇者となった藤原清衡《きよひら》（一〇五六－一一二八）によって一一二四年（天治元《てんじ》）に建立された中尊寺金色堂《ちゅうそんじこんじきどう》がある。その後、鎌倉時代に金色堂を保護すべく、覆堂《さやどう》が造営された。金色堂や覆堂に使用された木材はいずれもアオモリヒバであり、堂内に安置されている阿弥陀《あみだ》如来坐像や観音および勢至《せいし》菩薩像もアオモリヒバ製であるという。さらに、阿弥陀三尊像が置かれている須弥壇《しゅみだん》の下に安置されている藤原清衡・基《もと》衡《ひら》・秀衡《ひでひら》の三代の遺体もアオモリヒバ材に金箔《きんぱく》をほどこした棺に納められており、四代泰衡《やすひら》の首桶は父秀衡の金棺に納められていた。

驚くべきことは、金色堂が、その後覆堂によって保護されたとはいえ、建立された一一二四年から一九六二－六七年（昭和三七－四二）の大改修に至るまで、八四〇年もの長い間、シロアリや木材腐朽菌にも侵されずにいたことである。さらに驚くべきことは、須弥壇下に安置されていた初代から三代の遺体や四代の泰衡の首級が特別な保存のための加工が施された形跡がないにもかかわらず、見事にミイラ化していたということである。これらのことはアオモリヒバに含まれるヒノキチオールなどの7員環を有するトロポロン系化合物がシロアリや木材腐朽菌、ならびにダニや各種のほかの微生物に対する抗菌活性を有するためであるのではないかということがわかってきた（Y. Inamori *et al.*, *Biocontrol Science*, 11, 49 (2006)）。

現代になってこそ、アオモリヒバには、これらの化学成分が含まれているがゆえに大変有用な建材であることがわかっているが、平安時代の人々はいかにしてこのような良材を見いだしたのであろうか。

『大観本草』と『薬種抄』

次に示した二つの図を見比べていただきたい。一方は、『薬種抄』、もう一方は『大観本草』に出ている人参の図である。『薬種抄』はわが国の亮阿闍梨《すけのあじゃり》兼意《けんい》（一〇七二―？）の著になると推定される書物で、平安時代末期（一一五六頃）に成立した。『大観本草』は、官本として一一〇八年（中国大陸における大観二）一〇月に刊行された『経史証類《けいししょうるい》大観本草』のことである。もとは、その約二〇年前に成立した唐慎微《とうしんび》（一〇四〇？―？）による『経史証類備急本草』（一〇九〇頃）が親本であるが、これは現在失われてしまっている。

双方の図とも葉の様子や根の出方など、きわめてよく似ていることがわかる。これ

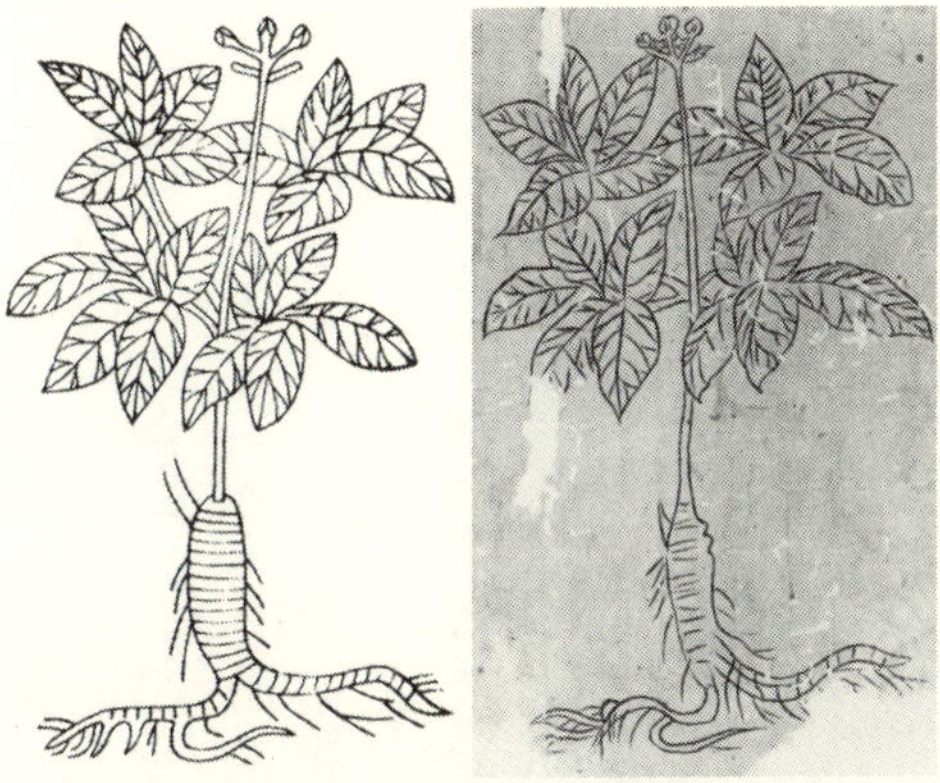

『大観本草』収載の「潞州人参」の図（左：『代謝』1973年５月臨時増刊号より）**と『薬種抄』収載の「人参」の図**（右：天理図書館善本叢書『香要抄・薬種抄』より）

らの図のうち、『薬種抄』の方が約五〇年ほど新しいことになるが、『大観本草』の図よりも、より実物に近い感じがする。少なくとも『薬種抄』の図は『大観本草』の図を書写したものではなさそうだ。『大観本草』の図における人参の主根に入っている模様はかなり図案的である。『大観本草』の図もおそらくほかのものから写したものであろう。そして、双方とも同じ図、たぶん、『大観本草』の親本とされる『経史証類備急本草』の図がもとになっているのではなかろうか。少なくとも、両者とも人参の実物を参照して描かれたとは思われず、実物を見ることがないままに図を写しとったものと思われる。

わが国では人参はこの本がまとめられるときにはすでに正倉院にもあったはずであるが、簡単に見られるものではなかったのであろうし、保存されていたのは根部のみの乾燥品である。薬用人参が栽培されるようになるのはずっとあとのことだから、生きている人参を知るよしもない。

古代の『神農本草経』、陶弘景による『本草経集注』、さらに唐代の『新修本草』と、本草書は前代の収録薬物にさらに収録薬物を加える形で作られていった。しかし、これらの書物は原著自体はすでに失われており、その内容は、前記の『経史証類備急本草』に引用されている部分から推定復元されたものである。『経史証類備急本草』も原本は失われており、現在は、その刊行から約二〇―三〇年後に官本として出された『経史証類大観本草』や『政和新修経史証備本草』（一一一六頃）が残っている状況である。

第2章　中世の毒と薬

日本史における中世は、鎌倉時代の成立から一二二一年（承久三）の承久《じようきゆう》の乱を経、その後、室町時代、そして安土桃山時代を経て一六〇三年（慶長《けいちよう》八）の江戸幕府の確立までを指す。なお、一一五六年（保元元）の保元《ほうげん》の乱によって中世の幕が開いたという説もある。そこで、ここに述べる中世のことがらは、おおよそ一一五六年または一一九二年（建久《けんきゆう》三）から一六〇三年の間のことということになる。

わが国では、長く朝廷が支配していたが、源頼朝（一一四七－九九）の登場で、武士が頭角を現し、承久の乱を経て、頼朝の妻の北条政子（一一五七－一二二五）の実家である北条氏が実権を握り、幕府が朝廷を凌駕するようになる。すなわち、武士の世の中となった。鎌倉幕府の成立については、従来一一九二年とされてきたが、現在では、一一八五年（文治《ぶんじ》元）に平氏の残党と源義経追捕《ついぶ》の名目で守護・地頭が置かれ、武家の支配権が全国に及んだ時とする説が有力である。ついで、室町時代には、独特の日本文化が形成されるとともに、外来の種々の文化もわが国に伝来した。そのなかには、タバコや茶、鉄砲、阿片、唐辛子などもある。一方、日本における中世、特に鎌倉時代は仏教の時代であるという見方もある。臨済宗《りんざいしゅう》や曹洞宗《そうとうしゅう》、浄土宗、浄土真宗、日蓮宗などは鎌倉時代に始まった。

わが国における中世は、中国大陸では、宋《そう》（九六〇－一二七九）、元《げん》（一二七一－一三六八）、および明《みん》（一三六八－一六四四）の時代に相当する。ジンギス汗（チンギス・ハン、または成吉思汗、一一六七－一二二七）が内外蒙古を統一（一二〇六）したのもこの時期にあたる。

この時期、ヨーロッパにおいては大航海時代があり、スパイスを求めての海外への進出が盛んとなった。コロンブスらによるアメリカ大陸「発見」（一四九二）もまさにこの時期である。タバコとともにコロンブス一行が新大陸からもたらしたとされる梅毒はヨーロッパ、ついで全世界へと広まった。なお、中世ヨーロッパにおける悪疫を挙げると、一三世紀のハンセン病、一四世紀のペスト、そして、一六世紀の梅毒となろう。特に黒死病とも呼ばれたペストは全世界の人口に影響をおよぼすほど深刻であった。また、今では麦角《ばっかく》アルカロイドによる中毒と解明されている疾病は、この時期には「聖アンソニーの火」と呼ばれていた。

現代の世界の三大飲料として、コーヒー、茶、ココアが挙げられるが、これらの飲料が世界中に広まったのも中世のことである。

中世には、古代エジプトに起こり、アラビアを経た錬金術がヨーロッパに伝わった時期でもある。錬金術とは、卑金属を金に変えたり、不老不死の霊薬を作り出すことであった。結局、これらの目的は成就しなかったが、錬金術を通して種々の化学物質を扱う技術の発達をうながしたことは確かである。

中世は動植物についての知識も増大し、大学が創設され始めた時期でもある。人類の医療に関する関心は、おそらく人類の歴史そのものと同じくらい古いと思われるが、医療が医学として成り立ち始めたのは一四世紀に入ってからと考えられ、それは、大学における医学の成立時期にもあたる。この時代の毒や薬の知識の蓄積や伝播には、わが国でもヨーロッパでも宗教者が関係することが多かった。

1　魔女と毒草

魔女と暗黒時代

魔女とは、中世の一五世紀中ごろから近世にかけて、キリスト教国において、宗教の異端者として、火刑により虐殺された人々をいう。彼らは、悪魔と交わり、特別な力を授けられ、作物や家畜に害をなすと信じられ、迫害・弾劾を受けた。魔女とされた人たちのなかには、民間療法の担い手のほか、単に恨み・妬《ねた》みを買った人々も多くいた。

マンドラゴラ（*Mandragora officinarum*）はナス科の植物で、地中海沿岸に分布し、根生葉《こんせいよう》がロゼットを形成する多年草である。これはまた、「マンドレーク（mandrake）」、あるいは「愛のリンゴ（love apple）」とも「悪霊の宿るリンゴ（apple of evil spirit）」とも呼ばれる。

この植物は、古くからヨーロッパで妖しげな活性のあるものとして考えられており、魔女との関連が語られることもある。この植物の模式的な図には、擬人化され、顔や手足が描かれているものが多い。そして、この植物は引き抜かれると金切り声を挙げ、その声を聞いた者はたちまちにして死ぬという伝説がある。そのため、マンドラゴラを引き抜くには、犬をこの植物につなぎとめ、遠くから耳をふさいで犬を呼ぶという。植物は抜け、犬は死ぬ。この事実をもっともらしくするために、死んだ犬を結わえ付けたマンドラゴラを売っている者もいたという。

マンドラゴラの果実や根からは、瞳孔を拡大する作用のほか大量投与では向精神作用もあるアルカロイドであるアトロピンが得られる。アトロピンは、同じナス科のベラドンナや、チョウセンアサガオ、ハシリドコロなどからも得られる。ベラドンナの別名をブルガリアではルド・ビレ（気違い草）と称し、わが国では、チョウセンアサガオの別名をキチガイナスビと称することや、ハシリドコロの名前の由来がこの植物を口にした者が野山を走り回ることであることとは、これらの植物由来のアトロピンの性格を物語る。

ジャンヌ・ダルクとマンドラゴラ

ジャンヌ・ダルク（一四一二―三一）は、イギリスとフランスの間の百年戦争（一三三七―一四五三）の最終局面に彗星のごとくあらわれた。すなわち、イギリスの攻勢によって、フランス側の最後の防波堤ともいうべきオルレアンがブルゴーニュ軍に包囲されたときに、「神のお告げ」を聞いて出陣したのである。この時、フランスは、もしオルレアンが落とされれば全土がイギリスの支配下に入ってしまう、という瀬戸際に立たされていた。

フランスでは、一三八〇年にシャルル五世が死去し、そのあとのシャルル六世も病没し、北部フランス全体がイギリスの手に落ちていた。そして、シャルル七世（一四〇三―六一、在位一四二二―六一）は即位したものの、戴冠式を挙げることもできずにいた。亡くなったシャルル六世の王妃はイザボー・ド・バヴィエール（一三七一―一四三五）であったが、イザボーは、実は自国をイギリスに売り渡そうとした女性でもあった。シャルル七世はシャルル六世の子ではあるが、イザボーの子ではなかった。そこにあらわれたのが一七歳のジャンヌ・ダルクであり、わずか四ヵ月の間に戦局を転換させ、オルレアンを解放した。そして、シャルル七世は一四二九年にやっと正式に戴冠式を挙げることができた。この戴冠式を、歴代のフランス国王が戴冠式を挙げたフランス北東のランスで行なうことを主張したのは、ほかでもないジャンヌ・ダルクであった。後に、シャルル七世は勝利王と呼ばれることになる。

一四三〇年五月、ジャンヌ・ダルクはブルゴーニュ軍に捕まり、イギリス軍に引き渡され、フランス北部のルーアンにある城に幽閉、翌一四三一年五月三〇日に宗教の異端者（この時

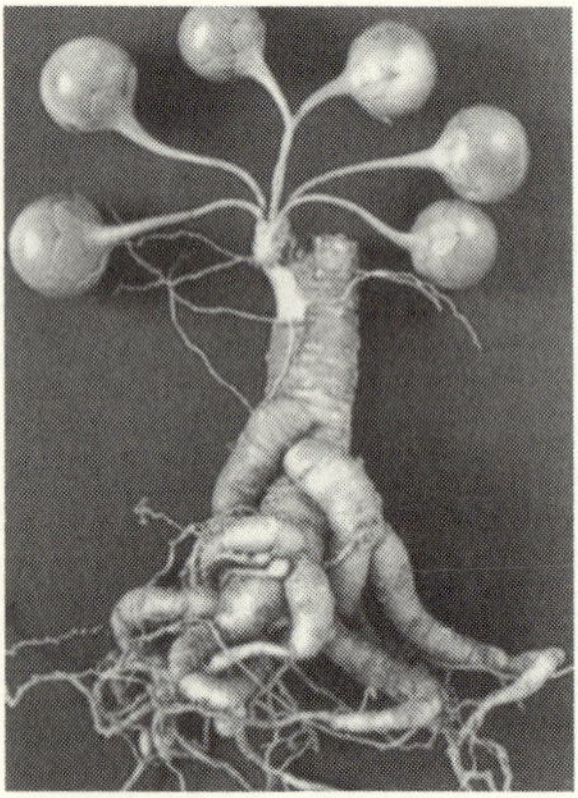

マンドラゴラ（西村佑子『魔女の薬草箱』より）

にはまだ魔女という概念は確立していなかった）として火刑に処されている。

　ジャンヌ・ダルクが異端者との疑いをかけられた際には、ありとあらゆる理屈がつけられたが、そのなかにはマンドラゴラとのかかわりが述べられた項目もあった。すなわち、当初出された七〇箇条からなるジャンヌに対する告訴状の第七条には、「ジャンヌは胸に提げたマンドラゴラの力で、富や現世的な幸福を得ようとしていた」とあった。すなわち、この少女の超能力や、さらに、イギリスの兵士を打ち負かしたのも、予言の能力や、統率力、輝かしい戦果も、悪魔のマンドラゴラの力によるとされたのである。

　ただし、後にはこの項を含む多くの項が削除されて、告訴状の内容は一二箇条となった。結局、ジャンヌ・ダルクとマンドラゴラの関係は立証されなかったわけだが、この有名な出来事にもマンドラゴラが関係していたということは、当時のマンドラゴラに対する世の中の考え方もうかがえて興味深い。

　その後、ジャンヌ・ダルクが捕らわれたときには全く助けようとしなかったシャルル七世の命令により、一四五〇年に至って、ジャンヌの裁判の調査が行なわれた。その結果、ローマ教皇は裁判のやり直しを命じ、一四五五年にはジャンヌの母の訴えにより、ジャンヌの復権裁判が行なわれた。そして、翌一四五六年にはジャンヌが火刑にされたルーアンで処刑裁判の破棄が宣告される。さらに四五〇年以上経った一九二〇年には、ジャンヌ・ダルクはローマ教皇庁によって聖女に列せられることになった。

2　大航海時代の毒と薬

コロンブス、タバコと梅毒

タバコは、わが国への伝来当時は薬のイメージであったが、現在では健康を害するものとみなされるようになった。タバコ由来の健康を害する化合物として、ニコチンや発癌作用のあるベンツピレンなどが知られている。

一四九二年にアメリカ大陸を「発見」したコロンブスは、カリブ海の原住民がヨーロッパ人の知らない植物の薬を乾燥させ、巻いて吸っているのを目撃した。また、アメリカ先住民は、煙を肺まで吸い込んでいた。水夫たちは、その植物と使い方を教わり、ヨーロッパへ持ち帰った。そして、一六世紀には、タバコの栽培はヨーロッパ、アフリカ、そしてアジアにまで広がっていたという。

日本にタバコが伝わった年代については、江戸中期の寺島良安（生没年不詳）がまとめた

『和漢三才図会《わかんさんさいずえ》』（一七一二年頃成立）によれば、天正年間（一五七三－九二）とされている。おそらく、ポルトガルかスペインの貿易船によってもたらされたものと思われる。あるいはフィリピンを占領していたスペインがここでタバコを栽培し、このタバコを万能霊薬として日本人に売りつけたとも考えられる。英語ではタバコをtobaccoと表記するのに対し、ポルトガル語やスペイン語ではtabakoと表記する。このことも、タバコが日本に伝来したルートを如実にしている（大熊規矩男『タバコ』）。

現代では、公共の施設や交通機関など、禁煙のところが多くなっているが、禁煙令はすでに江戸時代初めの一六〇七年と一六〇八年の二度にわたって発せられている。さらに一六〇九年には江戸城内でタバコを吸うことが禁ぜられているが、たび重なる禁煙令は、むしろそれが有効に働かなったことを示す。この時期の禁煙令の最大の原因は火災のおそれからのようである（大熊規矩男『日本のタバコ』）。

タバコは、ナス科のタバコ（*Nicotiana tabacum*）の葉を乾燥（このあいだに一種の醱酵が起きる）させ、加工したもので、中世ヨーロッパにおいては、頭痛、歯痛や疫病に効果があると信じられていた。しかし現在は、嗜好品としてのみ用いられている。タバコの葉には大量のニコチンが含まれるが、ニコチンは昆虫の接触毒である。そこで、硫酸ニコチンとして抽出され、農業用殺虫剤の原料とされる。ニコチンは一八二八年に単離され、一〇〇年後の一九二八年には化学的に全合成された。

ニコチンには特異な臭気があり、味は苦い。また、ニコチンは、ヒトにおいては、体重一キログラムあたり一－四ミリグラムで中毒症状を示し、強直性《こうちょく》の痙攣《けいれん》を起こし、呼吸停止と心臓麻痺によって死亡する。紙巻きタバコ一本には約一六－二四ミリグラムのニコチンが含まれているというから、このことは、小児ではタバコ約一本、成人でも約二－四本に含まれるニコチンで命が危ないことを示している。家庭用品をめぐる健康被害報告（厚生省、一九九六）によれば、子供の誤飲事故中、最も多いのがタバコの誤飲で、全体の半分近くを占めるという。ニコチンは水によく溶けるので、子供が誤って飲んでしまった場合、あわてて水や牛乳を与えてはいけない。タバコからニコチンが溶け出すからである。

従来毒とみなされていたものが、やがて食品や薬として賞用されるようになった例は多いが、その逆は以外に少ない。タバコはその稀な例の一つといえる。

茶とコーヒーとココア

喫茶は世界中にある習慣であり、世界の民族にはそれぞれ、特有の飲料がある。そのなかでも、茶（紅茶やウーロン茶などを含む）とコーヒーとココアは特に広く多くの人々に愛飲されており、世界三大飲料と称してもいいだろう。

これらはそれぞれ全く異なる植物に由来している。また、異なる地域において嗜《たしな》まれるようになった飲料であるが、いずれにも共通してカフェインやテオブロミン、テオフィリンなどのアルカロイドを含む。これらのアルカロイドは一八二〇年までには単離されている。カフェインには軽度の中枢神経興奮作用があり、抑鬱《よくうつ》状態を改善させる作用を持つ。なお、カフェインにはかなり強い毒性があり、アメリカにおいては大量のカフェインの服用による自殺の例が多いという。

緑茶や紅茶、ウーロン茶の原料になるのは、いずれも共通してツバキ科のチャ（*Thea sinensis*）の葉である。これらのなかで、緑茶は、チャの葉を摘み取った直後に蒸したり煎ったりして高い温度を与えて酵素を働かなくさせて製造する。一方、紅茶は、茶葉を醱酵させて独特の香りと色あいを出させたものである。また、ウーロン茶は緑茶と紅茶の中間型（半醱酵）の製法をとる。

チャの原産地は中国の雲南省付近であり、わが国への伝来は、禅宗の一派である臨済宗を伝えた栄西《えいさい》（一一四一－一二一五）が著わした『喫茶養生記』（初治本は一二一一年成立。再治本は一二一四年成立。古田紹欽《ふるたしょうきん》全訳注『栄西喫茶養生記』）によれば、栄西禅師が当時の宋から種子の形で持ち帰って栽培を始めたという。栄西は一一六八年（仁安《にんあん》三）と一一八七年（文治三）の二回入宋《にっそう》しているが、第一回目は四月からわずか六ヵ月であったということもあり、おそらく、茶の種子を持ち込んだのは二回目の入宋の時とされる。すなわち、帰国した一一九一年（建久二）七月のことではないかと思われる。

『喫茶養生記』の序の書き出しには、「茶は末代養生の仙薬、人倫《じんりん》延齢の妙術なり（原漢文）」とあり、茶を嗜好品としてよりも、不老長寿の妙薬、すなわち、薬としての効能を述べている。

中尾佐助（一九一六－九三）はそもそものチャの利用について、『栽培植物と農耕の起源』において、「チャは食用に始まる」と想定しており、一方、岡倉天心（一八六二－一九一三）の『茶の本』（英文、一九〇六）によれば、「茶は医薬として始まり、のち飲料となった」とある。

わが国では、茶には不老長寿の作用があると信じられていた。また、茶は禅僧が座禅をする際に眠気を醒ます効果もあることは栄西の本にも記載があり、導入当初から知られていた。茶に含まれる覚醒効果を示す主成分はカフェインである。化合物のなかで、このような覚醒作用のあるものは比較的少なく、カフェイン以外でよく知られている化合物では、コカインや覚醒剤のようなアルカロイドがこのような作用を持つことが知られる程度である。ただし、コカインや覚醒剤の覚醒作用の強さはカフェインの比ではない。茶はヨーロッパには一六世紀後半に入り、紅茶として愛飲されるようになった。

一方、コーヒーはアカネ科のコーヒーノキ（*Coffea arabica*）の種子から調製する。コーヒーノキはアフリカ原産だが、現在は中南米やハワイなど、熱帯地方で大規模に栽培されている。コーヒーはエチオピアで発見され、六－九世紀ころにアラビア半島に伝わった。はじめはつぶした実を丸めたものや、生の豆を煮出した汁が用いられていたが、やがて一三世紀ころにはコーヒー豆の焙煎《ばいせん》が行なわれるようになった。しかし、当時はまだ、一部の宗教者が瞑想や祈りの時の眠気醒ましに用いる秘薬にとどまっていた。一般の人々がコーヒーを飲むようになったのは、一五世紀の中ごろからであり、トルコへは一六世紀、ヨーロッパには一七世紀に伝わった。わが国にコーヒーが伝わったのは、長崎の出島にオランダの商人が自家用に持ち込んだのが始まりというから、一七世紀の中ごろ以降のことである。そして、本格的にコーヒーが輸入されるようになったのは、開国以降、すなわち、一八五八年（安政《あんせい》五）の日米修好通商条約締結以降のことである。

また、ココアは中南米産のアオギリ科のカカオノキ（*Theobroma cacao*）の種子（カカオ子）から調製される。ココアはカカオ子を醱酵させた後、種皮と胚芽《はいが》を取り除いて擂りつぶしたものに砂糖や牛乳、お湯を加えた飲料である。温かいココアはホットチョコレートと呼ばれることもある。植物名あるいは食品の原材料としてはカカオという言葉が用いられ、食品名としてはココアが用いられる。ココアはコロンブス一行が、一五〇二年にスペインに伝えたといわれる。

カカオに多く含まれるテオブロミンはアルカロイドの一種であり、チョコレートやココアの苦味成分となっている。ヒトはテオブロミンを代謝する酵素を十分に持っているから問題がないが、イヌはテオブロミンの代謝速度が遅いため、たとえば、小型犬では五〇グラム程度のチョコレートを食べると、消化不良や脱水症状、過度の興奮などの中毒症状を示すことがある。さらに、最悪の場合には、癲癇《てんかん》様の発作を起こして死に至ることもあるので注意が必要である。

この項で世界三大飲料に含まれることを示したカフェイン類も、前項に述べたタバコに含まれるニコチンのいずれも、分子内に窒素原子（N）を含むアルカロイド類である。

世界を変えたナス科植物

イタリアのヴェネツィア共和国のマルコ・ポーロ（一二五四－一三二四）が一六歳から二六年間にもわたる旅行をした目的の一つは、香辛料であった。そして、帰国後、彼の口述をもとに『東方見聞録』がまとめられる。

トウガラシ（*Capsicum annuum*）はメキシコ原産であるという説が有力であるが、南米のボリビア原産であるという説もある。当時、この地を侵略していたスペインはこの植物を本国に持ち帰ったことであろう。その果実は唐辛子としてわが国ではきわめてポピュラーな香辛料の一種となっており、漢方においても蕃椒《ばんしょう》と称して使われる。辛味の主成分はアルカロイドの一種であるカプサイシンである。

その名前から判断すると、トウガラシは中国の唐の時代に伝わったように思われがちであるが、わが国への伝来はずっと新しく、中国大陸への伝播はさらにあとのことである。トウガラシのわが国への渡来の記録は、一五四二年（天文《てんぶん》一一）にポルトガルの宣教師が現在の北九州一帯をその勢力圏としていた大友義鎮《よししげ》（宗麟《そうりん》、一五三〇－八七）に献上したのが最初であるという。これは、種子島《たねがしま》に鉄砲が伝来（一五四三）したのと同じ時期にあたる。

トウガラシは、その後、日本を経て朝鮮半島に入ったといわれ、トウガラシが朝鮮半島に入った時期は、豊臣秀吉（一五三七－九八）の朝鮮出兵（一五九二－九八）の際と推定される。一説によれば、その際、トウガラシは相手の目つぶしのための武器として持ち込まれたらしい。朝鮮半島におけるトウガラシの使用といえばキムチを思い出すが、キムチにトウガラシが使われるようになったという記録は一七世紀後半になってからという。もともとキムチとは野菜の塩漬けのことをいったのである。

トウガラシは、中国には一六四〇年ころに伝わっている。だから、一六世紀末に成立した『本草綱目』にトウガラシの記載はない。また、一六世紀中にはインドにも伝来し、カレーの香辛料としても使われるようになる。それまではカレーの辛味は胡椒によるものであった。

なお、ピーマンとトウガラシは植物学的に同一のものである。辛味成分を有するものをトウガラシ、持たないものをピーマンと称しているにすぎない。ただし、タバスコの製造原料には、カプサイシン量がトウガラシの約三倍にも達する、トウガラシと同属であるが別種のアフリカトウガラシ（*C. frutescens*）が用いられる。

ここに述べたトウガラシやピーマンのほか、先に述べたタバコもナス科の植物であり、やはり先に述べたアトロピンが得られるマンドラゴラなどもナス科植物である。さらに、食料として重要な位置を占めるジャガイモやトマトもナス科植物である。まさに、ナス科の植物は食料や毒・薬の面で世界を変えたといっても過言ではない植物群であるといえる。

3　ルネサンス・錬金術・科学と化学の曙

レオナルド・ダ・ヴィンチ

レオナルド・ダ・ヴィンチ（一四五二―一五一九）はイタリアのルネサンス期を代表する万能の天才として知られている。さまざまな発明をしたほか、絵画を描き、人体解剖をするなど、実に多彩な才能を示した。当時大流行したペストに対抗する町並み作りの案も出している。有名なレオナルドの手記は約五〇〇〇枚がフランス、イタリア、イギリス等の各地に現存している。これは、実際にレオナルドが残した手記の約三分の二であるといい、残りの三分の一は湮滅《いんめつ》したと推定される（杉浦明平訳『レオナルド・ダ・ヴィンチの手記』）。

膨大な記録を残したレオナルドであるが、毒や薬についての多くの記録があるとはいわれていない。彼には、あるいはこの時代にはまだ、ほとんど、毒や薬についての知識やあるいは概念すらもなかったのだろうか。または、彼にはあまり興味がなかったのであろうか。手記に収載されているメモのなかで、毒に関連する可能性の高い植物についてのメモも八件のみである。しかも、これらは、植物に関する一般的なことがらが多い。もしかしたら、失われた記録の方に膨大なメモがあったのかもしれない。

パラケルススと錬金術

錬金術師とは、卑金属を金や銀などの貴金属に変えたり、不老不死の万能薬を創出したりすること（錬金術）を試みた人々をいう。錬金術は古代エジプトに起こり、アラビアを経てヨーロッパに伝わった技術である。なお、「賢者の石」というものがあり、中世の錬金術師たちが探し求めていた。これは、卑金属を貴金属に変えたり、不老不死の薬としての力を持つと信じられていた。

結局、卑金属を貴金属に変えたり、不老不死の薬を創出することはできなかったが、この技術は種々の化学物質を取り扱う技術の発達をうながした。そんななかで登場した人物の一人にパラケルスス（一四九三―一五四一）がいる。

パラケルススはスイスのチューリッヒの近くにあるアインジーデルンの生まれで、本名は、テオフラストゥス・フィリップス・アウレオールス・ボンバストゥス・フォン・ホーエンハイムという。彼は、新設のチュービンゲン大学で医学を学び、静かな学究的な生活を送っていた。しかし、三五歳ころからパラケルススを名乗り、ヨーロッパ各地を遍歴しながら医療や著作活動を行ない始める。なお、パラケルススという名前は古代ローマの医学著述者であるケルスス（前三五頃―後四五頃）を凌駕するという自負に満ちた雅号である。そして、当時の医学界を支配していたギリシャ医学のヒポクラテスや古代ローマのガレノスなどの伝統医学に疑いの目を向け、実地の観察と治療経験にもとづいて新しい医学を起こそうとし、そのなかで、砒素や水銀のような毒物にこそ最も薬効があると確信するに至ったのである。パラケルススはディオスコリデスの『マテリア・メディカ』にある言葉を引き、「すべての物質は毒である。毒でない物質は存在しない。ある物質が毒となるか薬となるかは用いる量による（毒は薬なり）」と唱えている。

この時期、錬金術師のなかから、もっぱら薬を作り出すことを考える人々である医療化学者が出現した。パラケルススは医療化学者の祖でもあった。彼は言う。「錬金術の目的は金や銀を作ることではなく、医薬を作ることである」と（G. Sonnedecker, *History of Pharmacy*）。このようなことから、パラケルススは錬金術師とも医療化学者の父とも呼ばれる。錬金術は近代科学の黎明期を迎える一九世紀の初めまで影響を与え、近代科学（と化学）が生まれる基礎となった。

東西の薬の知識と『本草綱目』の編纂

かつては、中国大陸からの毒や薬についての知識の移入は遣隋使や遣唐使が行なってきたが、中世に入ると、前述のように、栄西が茶を宋時代の中国から伝えたように、宗教者が知の中心にいた。僧は最高の科学の伝達者でもあったからである。わが国において、この時代には大陸からの新知識の導入が盛んであったが、徐々に日本独自の文化が形成されていく時期でもあった。

一方、ヨーロッパでは、『マテリア・メディカ』はラテン語に翻訳され、その後一六世紀に至るまで、薬の世界のバイブルのように使われた。そして、ヨーロッパの都市や修道院には『マテリア・メディカ』に記載された薬草を栽培する薬草園が作られるようになった。やがて、このような薬草園では、医学全般の教育も行なわれるようになる。また、今日の植物学の系譜をたどると、この『マテリア・メディカ』が一つの起源になるといわれている。さらに、プリニウスの『博物誌』も長い間ヨーロッパの医学・薬学に影響を与えてきた。

世界最古の本格的な植物園はイタリアにできた。これが、一五四三年にできたピサ大学植物園である。その後、一五四五年にはフィレンツェ大学にも完成している。イタリアの植物園は、その後、ヨーロッパ各地に作られることになる植物園のモデルになった。

この時代、わが国においては、永田徳本《ながたとくほん》（生没年不詳）がいた。彼は、駿河《するが》、甲斐《かい》、相模《さがみ》、武蔵《むさし》など諸国を巡ったが、なかでも甲斐在住が長く、「甲斐の徳本」とも呼ばれた。そして、一服一八文（一六文ともいわれる）と書いた紙袋を首にかけて牛にまたがり、諸国を巡歴したといわれる。本草学に詳しく、薬草採取のために山野を巡り、経験的実証主義を貫き、傷寒論医学の普及に努めた。後に漢方の基盤となる「古医方派」の先駆的存在ともされる。一六三〇年（寛永《かんえい》七）、一一八歳で没したともいわれ驚異的な長寿の人でもあった。

明の李時珍（一五一八－九三）は一五七八年に『本草綱目』を完成した。この書物は、五二巻の大作であり、薬物を一八九二種、薬方を八一六一種集めて解説している。この時期は日本においては江戸時代の直前にあたり、毒や薬についても、あたかも、この本の上梓《じょうし》が近世への幕開けとなった感がある。

本草とは医薬に使われる天然物（植物や動物や鉱物）のことで、『本草綱目』はそのころまでに発刊された本草に関するさまざまな書物の記載をまとめたものである。主な説明を「綱」、そして「綱」をさらに詳しく解説したものが「目」であることからこの書名となった。この書物の出版は結局、李時珍の生前にはかなうことなく、出版されたのは死後三年を経た一五九六年であった。『本草綱目』には、現代までに五〇種類以上の版があるといわれるが、その最初の版は金陵《きんりょう》本と呼ばれる。その後、一六〇三年に江西《こうせい》本、一六四〇年には武林《ぶりん》本が刊行された。

日本酒の醸造と火入れ

一四－一五世紀は酒造技術の進歩した時期であるともいわれる。世界にはさまざまな酒があるが、いずれの酒もヒトを酔わせる成分はエチルアルコールである。適量のアルコールの摂取は体にもよいといわれ、いわゆる「百薬の長」であるが、飲み方を誤ったり、適量を超したりすると、場合によっては正気を失う代物となったり、さらには命まで失ったりすることもある。すなわち、酒は用いられ方によって「毒」にも「薬」にもなるという典型である。

アルコールはヒトの体内にある酵素によってアセトアルデヒドに変化するが、この化合物には若干の毒性がある。すなわち、顔を火照《ほて》らせたり、頭痛や吐き気を伴う二日酔を惹き起こしたり、心臓をドキドキさせ、甚だしい場合には命にかかわるような悪さをするのはアセトアルデヒドの仕業である。ところが、ヒトにはこの有毒なアセトアルデヒドを無害な酢酸《さくさん》にさらに変化させる酵素も存在する。だから、いわゆる飲める人が適量をゆっくり楽しく飲めば、問題はない。ところが、世の中にはアセトアルデヒドを酢酸に変換する酵素を欠いている人も存在する。

そのような傾向はヨーロッパ人種や黒人には見られないが日本人には多く見られる。また、同じアジア人でも、中国大陸の人々には見あたらず、朝鮮半島から日本にかけてだけ見られるという。

このような人たちはいわゆる「下戸《げこ》」と呼ばれるが、この人たちにとっては少量のお酒でも、すぐに体内にアセトアルデヒドが蓄積してしまい、大変に不快な思いをすることになる。それどころか、命にかかわることさえある。下戸にとってお酒は毒といってもいい。だから、決して、下戸に酒を無理矢理飲ませたり、上戸に対しても一気飲みを強いたりしてはいけないのである。

さて、世界中には実にいろいろな酒があり、酒は各民族の文化のバロメーターともいえる。

そのなかで、わが国で最も多く飲まれているワイン、ビール、日本酒について簡単に述べておこう。

これらの酒のうち、最も単純な醸造法をとっているといえるのがワイン（葡萄酒）である。ワインはブドウをつぶしてブドウ液を得れば、ブドウ液に大量に含まれるブドウ糖が周辺に存在する酵母の働きでアルコール醱酵を始め、ワインができる。ワインは人類史上最も古くから親しまれた酒の一つではなかろうか。ただし、製法が単純だからといってその味や風味が単純ということではない。

一方、ビールは大麦を発芽させて麦芽とし、大麦に含まれる澱粉を麦芽糖に変換したものをアルコール醱酵に使う。ビールの歴史も古く、紀元前八〇〇〇－前四〇〇〇年までもさかのぼることができる。ビールの醸造は、エジプトのピラミッドの壁画にも見られるように、古い歴史の記録を持つのである。ただし、当時のビールの味は現代のものとはかなり異なるはずである。なぜなら、当時のビールには独特の苦みと風味を与えるホップが使われていなかったからである。

ビールにホップを使うようになったのは、おそらく一四世紀ころのことであろうといわれる。ビールはもともと種々の薬草を浸して強壮薬などの薬用に使われてきた。その薬草のなかで、ホップを使用すると最も合う（美味しい）ことがわかってから広く使われるようになったようである（春山行夫『ビールの文化史』）。なお、ホップを加えるようになったのは、腐敗を防ぐためであったという説もある（坂口謹一郎『酒学集成』1）。

日本酒の製造には麹《こうじ》による澱粉の糖化と酵母によるアルコール醱酵を同時進行させるという世界に例を見ない複雑、かつ珍しい酒造法が行なわれる。日本酒におけるアルコール濃度は、タンクから搾りたての原酒の濃いものは二〇－二二パーセントにもなり、この濃度は、醱酵液のままでは世界一高いアルコール濃度であるが、その理由はこの糖化とアルコール醱酵の同時進行のためである。

日本酒の醸造中、望ましくない微生物が増殖して製品とならなくなってしまうことを「火《ひ》落《お》ち」といった。そして、この現象を防ぐため、わが国では、醱酵の終わった日本酒に対し、比較的低温で短時間加熱処理することが、室町時代の末、すなわち一六世紀ころから行なわれてきた。これを「火入れ」という。醱酵中の酒を加熱するのであるが、その温度は手加減ではあるものの、大体五〇－六〇度の間と推定されるという。一方、ワイン等を比較的低温で短時間処理して微生物の繁殖を抑えることをパストゥーリゼーション（低温殺菌法）という。この方法はルイ・パストゥール（一八二二－九五）により、一八六六年に考案された。具体的には瓶詰めされたワインを五五度で数分間処理すると、ワインの品質を損なわずに有害物質を産生する微生物の増殖が妨げられるという方法である。現在は、ワインのみならず、ビールやリンゴ酒、酢、ミルクなどの腐敗しやすい飲料に適用されている。実は、「火入れ」はパストゥーリゼーションに該当する技術にほかならない。すなわち、一九世紀後半にパストゥールによって確立されたといわれる方法は、日本では、すでにその三〇〇年以上も前から実用化されていたのである。

ヒトが口にするもの（食品や医薬品など）に対する微生物の働きのうち、人類の役に立つ場合を醱酵といい、また、害になる場合を腐敗という。このことは、何らかの生物活性のあるものに対し、ヒトの役に立つ場合に薬、害になる場合に毒と称しているのと実によく似ている。

わが国では、日本酒をはじめ、味噌や醤油、納豆、くさやの干物、なれ鮨、漬物など、微生物の働きを巧みに応用した伝統的な醱酵食品がきわめて多い。また、伝統的な藍《あい》染め法においても色素の発現に微生物の働きをうまく応用している。すなわち、タデアイ（***Persicaria tinctoria***）に含まれるインジカンをロイコインジゴに変換する過程において、微生物による醱酵が応用されている。布にロイコインジゴを馴染ませたのち、空気（酸素）に晒《さら》すと、ロイコインジゴは酸化されて藍色のインジゴに変化する。このようにして生成したインジゴはもはや水に溶けない。もちろん、かつては微生物の存在など知る由もなく、微生物の働きはおそらくは神秘的なものと見ていたのであろうが、一方では、古くからこの微生物の働きによる現象をよく観察し、対策をうまく講じたり、利用したりしてきた先人たちの知恵には驚くほかない。

現在、医療において大きな役割を果たしている抗生物質も微生物が生産する産物である。

すなわち抗生物質の分野は微生物の力を利用する醱酵の応用分野の一つといえる。現代日本は新抗生物質の発見や生産の大国の一つとなっている。この背景には古くから微生物の力を利用する方法に長《た》けていたこともあるといえるのではなかろうか。

ヨーロッパにおける大学や薬局の出現

ユニバーシティに該当するラテン語はウニヴェルシタスであり、その意味は一つになるということである。ヨーロッパにおける大学の歴史は古く、大学成立時の時代区分は日本の歴史においては、中世というよりも古代の末にあたる。すなわち、世界最初の大学ができ始めたのは一一世紀ころのことで、イタリアのボローニャ大学は学生組合が中心になって一〇八八年に設立された。そのほか、オックスフォード（一一六七）やケンブリッジ（一二〇九）、パリ（一二一一）、プラハ（一三四八）、ウィーン（一三六五）、ハイデルベルク（一三八六）などが、この時代までに設立された大学である。

この時代の大学は、集まった学生が教員を依頼する形で成立していった。パリでは、学生たちが組合を作り、ユニバーシティと称したことと、学生の宿舎をカレッジと呼んだことが、現在の名称の語源である。

当時の大学は人文学部のほか、神学、法律学、医学の四学部からなるものが多かった。そのなかで毒や薬に関連する学問は長く医学の領域で扱われてきたが、やがてだんだんと独立した領域になっていく。パリ大学に薬学部が設立されたのは一八世紀のことである。ここに「薬学」は、法学、医学、文学、宗教などとともに独立した「知」の一つと認知されるようになったのである。現在、パリ大学は学部制をとっていないが、薬学に関する研究・教育単位はパリ第五大学にある。

一方、ヨーロッパでは、古代－中世に至る古い時期に薬局が誕生している。すなわち、ローマには一〇一六年、ヴェネツィアには一一七二年、パリには一三三六年、ロンドンには一三四五年に薬局が生まれ、薬局には薬剤師がいることになった。さらに一二四〇年には神聖ローマ皇帝で、シチリア島を統治したフリードリヒ二世（一一九四－一二五〇）が薬事に関する法律を制定し、その第一にすでに医薬分業を掲げている。

4　麦角・鴆・阿片

麦角と聖アンソニーの火

子嚢菌《しのうきん》の一種のバッカクキン（*Claviceps purpurea*）がライ麦などに寄生すると、角（あるいはネズミの糞）のような形をした麦角《ばっかく》（ergot）と称される菌核が生じる。

麦角は、かつては恐怖の対象であった。なぜなら、この菌に侵されたライ麦を口にした人々が、次々に手足が侵される奇病に罹《かか》ったからである。麦角を摂取すると、血管が収縮して手足への血行が妨げられ、ついには壊疽《えそ》を惹き起こす。そのため、麦角中毒に陥ると、やがて手足が黒ずんできて、少しの血も流れずに手足を失ったのである。その際、初期症状として四肢に強い熱感を伴うこと、および、聖アンソニー寺院に詣でると治るといわれたことから、この病気は中世には「聖アンソニーの火」と呼ばれるようになった。この病気で多くの人が死んでいったが、古い記録としては、はるか紀元前六〇〇年のアッシリアの粘土板に、麦角に対する警告が刻まれているという。また、中世以来の聖アンソニーの火の記録は一五八一－一九二八年の三五〇年近くにもわたる。

麦角は、危険なものであるということが知られていながら、一方では、ヨーロッパの助産婦たちは、子宮の収縮を促進するためにこれを古くから利用していた。そのため、麦角の子宮収縮作用成分の研究が行なわれるようになった。その結果得られた化合物がエルゴメトリン（ergometrine）である。エルゴメトリンを投与すると、子宮は速やかに、かつ強く収縮する。そのため、この化合物は産後の出血防止（胎盤排泄の第三期陣痛時投与）や不全流産（残留物の完全排泄、出血防止）に利用される。麦角アルカロイドの共通の母核は、リゼルグ酸と呼ばれる。このリゼルグ酸から、半合成で得られた化合物の一つがＬＳＤである。ＬＳＤについては後述する。

麦角も、毒と薬が同源であることを示す好例である。

鴆と鴆殺

古代では、「薬子の乱」において、藤原薬子が毒を仰いで自殺したという記録が残っていることはすでに述べたが、中世において毒殺のことが文献にあらわれている例としては、『太平記』（一三七〇年頃成立）の例がある。この記録では、足利尊氏《たかうじ》（一三〇五－五八）の一歳違いの同母弟である足利直義《ただよし》（一三〇六－五二）は、尊氏に毒殺されたとしている。なお、直義の死因に関しては異説もあることを付記しておく。日本に本格的な毒殺文化が入ってきたのは中世末の安土桃山時代であるといわれ（杉山二郎・山崎幹夫『毒の文化史』）、この時代以降、狂言の「附子」や歌舞伎の「伽羅先代萩《めいぼくせんだいはぎ》」など、毒や毒殺の話がよく出てくるようになる。

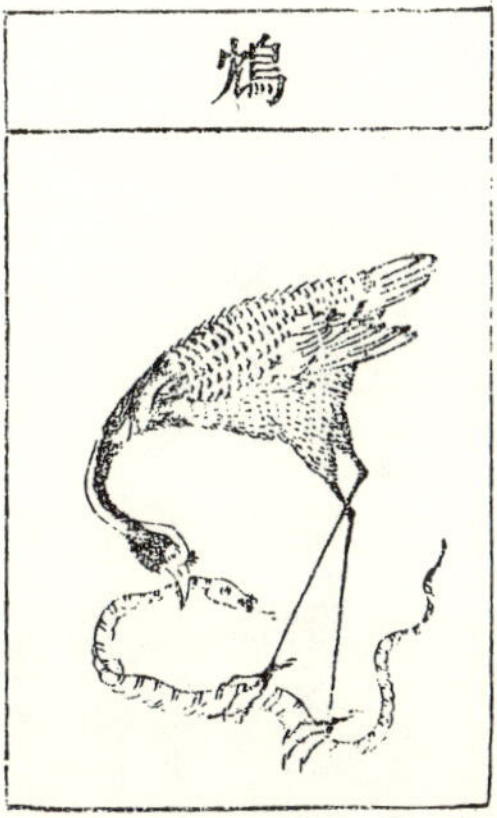

鴆（李時珍『本草綱目』より）

前章に述べたように、日本および中国には鴆毒という言葉があり、これは鴆という名の有毒鳥の羽の毒であると伝わっている。この毒鳥は前述の『本草綱目』にもヘビクイワシのような大型の鳥の図とともに記載されている。それによれば、この鳥は、南方に棲息し、毒ヘビを食べてその毒を体内に蓄積するために有毒であるとのことである。

鴆毒で暗殺することを鴆殺といい、中国や日本の古い物語には頻繁に登場する言葉である。わが国でも古くは原因不明の死に鴆毒を持ちだす例が多かった。しかし、長い間、このような毒鳥の存在は荒唐無稽なのではないかともいわれてきた。そして、鴆毒も鳥由来の毒ではなく、昇華させた亜砒酸を受けた鳥の羽ではないかという説が有力であった。

一般に動物においては、毒を有するのは下等な動物であるということもあり、毒を持った鳥の存在は疑われ続けてきた。ところが、そんななかで、一九九二年になって、有毒鳥が実際に存在することが、シカゴ大学の研究者たちにより報告された（J. P. Dumbacher, *et al.*, *Science*, 258, 799-801,（1992））。それによると、ニューギニアに棲息する鳥類のなかに、羽根、皮膚、筋肉などに有毒物質を含むものがいることがわかったのである。これらの鳥類は、いずれも *Pitohui* 属の鳥で、hooded pitohui, variable pitohui, rusty pitohui の三種である。このうち、hooded pitohui は現地では rubbish bird（くず鳥）と呼ばれており、皮を取り去り特別に調理しないかぎり食べられないといわれていた。

これらの鳥の有毒成分が、マウスに対する毒性を指標として分離され、ガスクロマトグラフィー・質量分析（GC－MS）法や薄層クロマトグラフィー（TLC）法を駆使して調べられた。その結果、この成分はコロンビア産の矢毒ガエルの有毒アルカロイドであるバトラコトキシンの副成分としてすでに単離報告されていたホモバトラコトキシンと一致することがわかった。ホモバトラコトキシンは、hooded pitohui（体重六五グラム）一羽分の皮に一五—二〇マイクログラム、羽根には二—三マイクログラム含まれていた。これはまぎれもなく、世界で初めての、鳥類からの、しかも非常に強い有毒物質の報告例である。毒を持った鳥がこの世の中に実在することが証明されたことから、いまや鴆や鴆毒の話を単なる伝説や荒唐無稽なものとは片づけられなくなったといえよう（船山信次『ファルマシア』二九巻、一一四四頁、一九九三年）。『本草綱目』に記載されている動植物は、基本的には実在しているものである。鴆はやはり実在していたのではなかろうか。

なお、矢毒ガエルはそのナトリウムチャンネルがバトラコトキシン類に感応しないために、自らは毒作用の影響を受けないことが知られている。しかし、*Pitohui* 属の毒鳥が自分の持っている有毒成分からいかにして身を守っているかという点については、今のところ未解明である。また、この毒鳥からは、矢毒ガエルでは主成分となっていたバトラコトキシンの方は検出されておらず、検出されたホモバトラコトキシンの由来も不明である。

麻薬ゲシとその伝来

日本に麻薬ゲシが到来したのは室町時代の末であり、その地は津軽藩領（現在の青森県の一部）であった。そして、その後、江戸時代の八代将軍吉宗（一六八四—一七五一、在職一七一六—四五）のころ、日本で唯一の阿片生産をしていたのが津軽藩であり、「津軽」は阿片の異名でもあった。阿片は、一八七七年（明治一〇）に禁止されるまで、当時の津軽藩の売

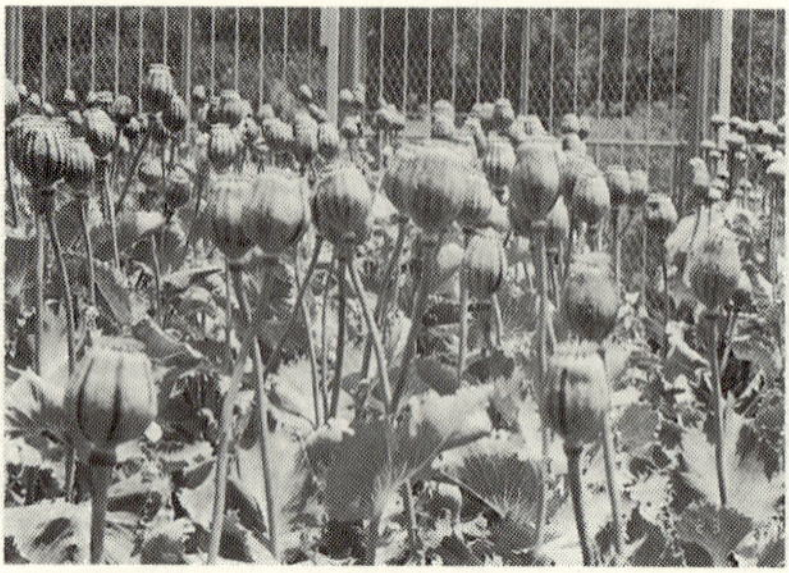

一貫種のケシ（東京都立薬用植物園）

薬「一粒金丹《いちりゅうきんたん》」に配合されていたのである。

なお、現在、麻薬に該当するモルヒネあるいはコデインを含有するという理由で栽培が禁止されているケシは、ケシ（*Papaver somniferum*）とアツミゲシ（*P. setigerum*）、およびハカマオニゲシ（*P. bracteatum*）で、他のケシの類は栽培が禁止されていない。よく、オニゲシ（*P. orientale*）が麻薬ゲシと勘違いされていることがあるが、オニゲシは栽培可能なケシである。他にも、虞美人草《ぐびじんそう》（ヒナゲシ *P. rhoeas*）やアイスランドポピー（*P. nudicaule*）など、栽培可能なケシは少なくない。ただし、気をつけなければいけないのは、麻薬ゲシとこれらの園芸用のケシとの交雑種も稀に見られるということである。

阿片採取用のケシには、栽培品種として、「一貫種《いっかんしゅ》」や「トルコ種」などがある。一貫種は、日本で阿片採取用に改良された草丈一・五メートルにも達する大型のケシである。一反（一〇アール）から一貫匁（約四キログラム）の阿片がとれることからこの名がついた。

人類の歴史は疫病との戦いの歴史ともいえる。ヨーロッパにおける代表的な中世の悪疫を挙げると、一三世紀のハンセン病、一四世紀のペスト、そして、一六世紀の梅毒となろう。特に黒死病とも呼ばれて恐れられたペストは、全世界の人口に影響をおよぼすほどであった。その後も一七－一八世紀の天然痘（疱瘡《とうそう》）、一九世紀のコレラと結核、二〇世紀のインフルエンザやエイズなど、人類の存亡をおびやかす悪疫と人類との戦いは続いている。当然ながら、この戦いに毒や薬の果たしてきた役割は大きい。この項では、中世を中心に、人類に恐怖を与えてきた疫病についてまとめておく。

・ハンセン病

顔面や手足の末端が麻痺したり、顔面に出た結節が崩れたりする病気を、わが国ではらい（癩）病と呼んでいたが、昭和時代に入ってレプラとも呼ぶようになった。現在では、らい菌の発見者であるノルウェーのハンセン（一八四一－一九一二）に因んでハンセン病と称される。なお、現在は、らい（病）という言葉は差別的であるとして忌避されている。わが国では、患者の強制隔離政策など種々の問題点のあった「らい予防法」（一九三一）が、一九九六年四月に施行された「らい予防法の廃止に関する法律」によって廃止された。

一九四一年（昭和一六）に特効薬プロミンが開発され、戦後、この薬剤は東京大学薬学部の石館守三《いしだてもりぞう》（一九〇一－一九九六）らによって合成され、使用されるようになった。現在は、プロミンにクロファジミン（アニリン色素剤）とリファンピシン（抗生物質）の三者併用療法が行なわれる。また、クラリスロマイシンやミノマイシンのような抗生物質も奏効することがわかり、ハンセン病は薬によって完治できる病気となっている。

・ペスト

黒死病とも呼ばれたペストもたいへん恐れられた病気である。中世ヨーロッパにおける一三四六－五一年の大流行では、ヨーロッパ全人口の四分の一にあたる二五〇〇万人（一説によれば四五〇〇万人）が死亡したという。鳥の嘴《くちばし》のようなものがついた珍妙なガウンをかぶってペストの治療にあたっている絵が残っている。感染を防げると考えたのであろうか。

ペスト菌はコレラ菌のように毒素を出して人体に害を及ぼすのではなく、菌が増殖することによって組織を侵食して害をもたらす。一八九四年（明治二七）、細菌学者の北里柴三郎（伝染病研究所）と青山胤通《たねみち》（東京帝国大学）の二つのグループがペストの発生した香港に派遣され、北里はペスト菌を発見、青山はペストに感染という、明暗を分ける出来事があった。近年では、そのちょうど一〇〇年後の一九九四年九月にインド南西部のスラートにおける流行があり、患者四七九三名、死者五一名を出している。ペストはネズミのノミを媒介として発症する。ペストには腺ペストと肺ペストがあり、腺ペストとして発症したものが肺に移行するとより重症な肺ペストになる。肺ペストに症状が進むと、患者の咳《せき》や痰《たん》からも感染するようになる。ペストには、テトラサイクリンやストレプトマイシンなどの抗生物質が奏効する。

・梅　毒

梅毒は、主に性交渉による梅毒トレポネーマの感染によって起こる病気である。梅毒がヨーロッパにおいて猖獗《しょうけつ》を極めたのは一六世紀のことであった。梅毒の起源についてはさまざまな説があるが、一五世紀末に、コロンブス一行が新大陸から梅毒トレポネーマをヨーロッパに持ち込んだという説が最も有力である。

梅毒は抗生物質のない時代には確実な治療法はなく、多くの死者を出した恐ろしい悪疫であった。先に述べたパラケルススは梅毒の治療に水銀を応用した。

現在、梅毒トレポネーマにはペニシリンなどの抗生物質がよく効くことがわかっているので、早期に治療すれば全快する。しかし、感染後長い期間（三年以上）を経ると、臓器や、脳、脊髄、神経が順次侵されてゆき、麻痺性痴呆、脊髄癆《せきずいろう》を起こし、死に至る。梅毒の罹患者は減少しているが、根絶されたわけではない。

・天然痘（痘瘡《とうそう》、疱瘡《ほうそう》）

天然痘はかつては命にかかわる病気として恐れられた。前章でも述べたが、わが国では古くは、藤原鎌足の孫にあたり、時の中央政権の中枢にいた四兄弟が相次いで天然痘のために命を落としている。

江戸時代初期の仙台藩の初代藩主伊達政宗（一五六七－一六三六）は隻眼であったために

独眼竜とも呼ばれたが、彼が隻眼となった原因も天然痘であった。しかし、天然痘については一九八〇年五月にスイスのジュネーヴで開催されたWHO（世界保健機関）第三三回総会において撲滅宣言が出た。これは、種痘（牛痘）による免疫療法の発展の賜物である。ただし、現代では、生物兵器としての天然痘ウイルスの使用の懸念があり、警戒されている。

・コレラ

コレラはガンジス川下流の風土病であった。日本には一八二二年（文政《ぶんせい》五）に初めて流行した。コレラのことは、わが国ではコロリと称して、緒方洪庵（一八一〇－六三）の『虎狼《ころ》痢《り》治準《ちじゅん》』や浅田宗伯《そうはく》（一八一五－九四）の『古呂利考《ころりこう》』に記録がある。浅田宗伯は漢方医であり、江戸幕府の奥医師・東宮侍医でもあった。咳どめの「浅田飴」の創製者としても知られる。コレラには、真性コレラ、エルトールコレラ（パラコレラ）、ベンガルコレラの三種類がある。コレラはタンパク毒であるコレラ毒素（コレラトキシン）が惹き起こす疾病であるが、現在、コレラ毒素の本体は詳しくわかっている。また、コレラによる脱水症状が起きても、輸液をする対症療法がとられれば、命にかかわることは少なくなっている。

・結核

結核は結核菌の感染によって起こる慢性伝染病であって、非常に古い歴史を持つ。紀元前一〇〇〇年ころのエジプトのミイラにも、結核による脊椎カリエスの徴候の見られるものがあるという。デカルトやルソー、シラー、カントらも結核で命を落としている。産業革命とともに、大量の人口が農村から産業地帯に流入し、重労働や不衛生な住居、栄養不良は結核の蔓延を助長した。わが国においても、『女工哀史』（細井和喜蔵《わきぞう》、改造社、一九二五）などに描かれたような世界があり、結核が蔓延《まんえん》した。

コッホが結核菌を発見したのは一八八二年、結核に対する化学療法が開発されたのは一九四三年、結核菌に有効な抗生物質が広く使用されるようになったのは一九五〇年代のことである。そして、一九七〇年代に入り、ついに化学療法剤のイソニアジドと抗生物質のリファンピシンの併用によって結核の完全な薬物療法が可能であるといわれるに至った（島尾忠男『結核との闘いから何を学んだか』）。ただし、その後、これらの医薬品に対して耐性を持つ結核菌が出現していることがわかり、結核の化学療法は新たな局面を迎えている。

・インフルエンザ

一九一八年から一九年にかけてのスペイン風邪（スペインインフルエンザ）の流行による死者は全世界で四〇〇〇万－五〇〇〇万人ともいわれる。その脅威については第4章でも述べるが、現代では特に、今後、鳥インフルエンザから派生するであろう新型インフルエンザによるパンデミック（世界的流行）が懸念されている。

インフルエンザウイルスに対抗するには、あらかじめインフルエンザワクチンを投与することが有効である。しかし、これまでに流行したことのない新型インフルエンザに対するワクチンが大勢の人たちに投与できるように準備されるまでには時間がかかる。また、ウイルスに直接奏効する医薬品は少ない。ただし、抗ウイルス剤のなかで近年、タミフルが比較的よく使われるようになった。しかしながら、この医薬品を服用した年少者に異常行動がまま見られたということで、新たな不安もある。

・エイズ

エイズは一九八〇年代になってから知られるようになった新しい疾病である。エイズ（AIDS）とはAcquired Immune Deficiency Syndrome（後天性免疫不全症候群）の略であり、HIVウイルスが免疫細胞に感染し、免疫細胞を破壊して免疫不全を惹き起こす病である。この結果、各種の病気が治りにくくなる。もともとは性交渉によって感染が広がっていったが、わが国では血液製剤から感染が広がったいわゆる「薬害エイズ」が勃発し、大問題となった。エイズは、現在、化学合成薬のアジドチミジンなどによる多剤併用療法によって発症進行を大幅に抑えることができるようになった。すなわち、発症を遅らせる治療により、糖尿病などと同様に一般的な慢性疾患として、病気とうまくつき合いながら長期生存することが可能となりつつある。

第二次世界大戦終結前年の一九四四年、結核菌にも効果のあるストレプトマイシンが発見された。この薬の発見は結核という病気の通念を変えた。また、抗生物質の発見はハンセン病や、梅毒、淋病《りんびょう》などの感染症の恐怖も軽減した。しかし、現代では、エイズや、エボラ出血熱、SARS《サーズ》（重症急性呼吸器症候群）、BSE（牛海綿状脳症、狂牛病）などの新しい感染症があらわれて、新たな恐怖を生んでいる。さらに、抗生物質に多剤耐性を持つ結核菌などがあらわれ、また、新型インフルエンザが発生する懸念もあり、人類はこれらにいかに対処していけるかが切に問われている。

第3章　近世の毒と薬

日本史における近世は一六〇三年（慶長八）に江戸幕府が確立されてから一八六七－六八年の明治維新までの時期にあたり、ほぼ江戸時代（一六〇三－一八六七）全体にあたる。海外ではフランス革命（一七八九－九九）や産業革命（一八世紀後半－一九世紀前半）が起きたのもこの時期である。

化学の分野では一八世紀末になり、フランスのラヴォアジエ（一七四三－九四）がそれまでに優勢だったフロギストン仮説に反対し、酸素を単体とみなす新しい単体仮説を提唱した。フロギストン仮説とは、水と三種の土（水銀性の土、油性の土、石性の土）を元素とみなし、油性の土をフロギストン（燃素）とした。フロギストンは可燃性を代表する元素である。すなわち、燃焼とは、可燃性物質からフロギストンが飛び去って、あとに灰を残す現象である。よって、可燃性物質は灰とフロギストンの化合物ということになる。なお、ラヴォアジエは偉大な化学者であったと同時に一七六八年からは徴税請負人も務めていたために、フランス革命に際し、一七九四年にギロチンに付された。ラヴォアジエの友人の一人である数学者ラグランジュ（一七三六―一八一三）が嘆いて曰く「彼らがこの首を落とすには一瞬でことたりた。しかし、これと同じような頭脳を得るには一世紀あっても足りないだろう」（エドアル・グリモー『ラボアジエ』）。

スウェーデンの薬剤師であるシェーレ（一七四二―八六）が酸素を発見したのは一七七二年ころのことといわれるが、この事実がわかったのは、一八九二年に『シェーレの実験ノート』が編纂出版されてからである。シェーレは酸素のことを「火の空気」と命名した。そして、シェーレは「この気体はにおいも味もなく、普通の空気よりずっとよくロウソクの燃焼を支持する」と記している。

一九世紀に至って海外では、一八〇五年に阿片の有効成分であるモルヒネの単離が報告され、阿片をめぐっては、英国と清《しん》国の間に阿片戦争（一八四〇―四二）が勃発する。一方、一八二五年にはファラデー（一七九一―一八六七）によってベンゼンが発見され、一八二八年には尿素が化学合成され、また、一八六五年にはベンゼンの化学構造式が提出されるなど、近代有機化学の萌芽も認められる。日本では、モルヒネが単離された一八〇五年（文化二）に全身麻酔による手術が行なわれ、また、尿素の合成された一八二八年（文政一一）には、薬草でもあり毒草でもあるハシリドコロに関連するシーボルト事件が起きた。

ヨーロッパの近世における悪疫としては、一七－一八世紀の天然痘と発疹チフス、一九世紀のコレラと結核となろう。この時期、人類はまだこれらの悪疫が微生物によって惹き起こされることを知らず、効果的に対処する方法も持たなかった。しかし、一七九六年にはイギリスのジェンナー（一七四九－一八二三）によって牛痘種痘法が実用化されるなど、やがて、これらに科学の力で対処する萌芽も認められる時期でもある。

なお、この時代になると、ヨーロッパと日本など、遠隔地の交流が盛んとなる。コレラや結核は、まさにこのために世界中にすばやく蔓延した。また、東西の交流も盛んになってくることから、毒や薬についての歴史を地域ごとに述べることはもはやあまり意味がなくなってくる。

1　『本草綱目』と本草学の発展および南蛮医学の導入

『本草綱目』の日本への到来

林羅山（一五八三－一六五七）は一六〇七年（慶長一二）に、長崎で手に入れた『本草綱目』を徳川家康（一五四二－一六一六）に献上した。前章で述べたとおり、この書物は当時の中国（明）で出版されたばかりのものであった。『本草綱目』の到来はその後の日本の本草学に実に大きな影響を与え、江戸時代の日本における本草学に一つの方向性を与えたといっても過言ではない。たとえば、貝原益軒《かいばらえきけん》（一六三〇－一七一四）の『大和《やまと》本草』（一七〇八）や稲生若水《いのうじゃくすい》（一六五五－一七一五）の『庶物類纂《しょぶつるいさん》』（未完）などの著作にも大きな影響を与えているのである。

一六三八年（寛永一五）、三代将軍家光によって、御薬園が開かれた。これが、今の小石川植物園となる。後の八代将軍吉宗はここに養生所を開設した。また、徳川家康とほぼ同時代に生きた仙台藩主伊達政宗も薬草木に興味を示していた。自分の腹具合が思わしくない時に、侍医の高屋松庵（一六〇〇－七九）に「御飯粒の黒焼に黄柏《おうばく》（キハダの樹皮）を加えたものを調合してほしい」と書いた手紙が残っている（仙台市博物館蔵）。その手紙には、左半部に「妙薬」とか「めしの黒焼」、「きわた（黄柏）の粉」、「調合」などの文字が読み取れる。

漢方、蘭方と本草学

特に江戸時代に発達をみた薬の学問を本草学という。本草学はもともと中国大陸から伝来し、天然に産する薬となるものの研究を指したが、日本における本草学は博物学的な色彩が濃厚となり、その研究対象は、薬としての応用の有無にかかわらず、天然に産する動植物や鉱物一般にまで広がった。一方、この時代には、オランダ医学が導入されて蘭方と称されたのに対して、中国大陸から伝来した旧来の医学を漢方と称するようになった。

漢方では病名を決めるのではなく「証《しょう》」を決める。証はすなわち薬名であるから、使用する薬剤が自動的に決まる。よって、現代医学でいわゆる不定愁訴といわれるような原因不明の身体の不調に対しても薬剤の投与が可能となる。そのために、現代においても、特に婦人科などでその有用性が見直されている。漢方で使用される生薬の混合物を「漢方薬」といい、各漢方薬の調合に用いられる大黄や葛根《かっこん》のような個々の生薬は、強いていえば「漢方用薬」と呼ぶことができる。これに対して、漢方には用いられない、わが国独特の生薬を「民間薬」といい、ゲンノショウコやセンブリ、柿の葉などはこれにあたる。なかにはドクダミのように、民間薬としても使用されるが十薬《じゅうやく》と名を変えて漢方でも用いられる生薬がある。漢方における薬物治療では複数の生薬の組み合わせが用いられるのが普通であるが、本草学では、もっぱら漢方に使用される個々の生薬が研究された。

この時代には、各地に薬草を栽培する圃場《ほじょう》（薬草園）もできた。会津藩では一六七〇年（寛文一〇年）、二代藩主保科正経《ほしなまさつね》によって薬草園（後の「御薬園」）が設けられた。また、徳川家康は、薬用人参の種子を手に入れ、その栽培を命じた。薬用人参を御種人参《おたねにんじん》と称するのはそのためである。

幕末も近い一八二七年（文政一〇）には、尾張藩士清原重臣《しげたか》（一七七九－一八四七）による『有毒草木図説《ゆうどくそうもくずせつ》』が刊行された。この書の挿絵には、当時の著名な本草家である水谷豊文《とよぶみ》（一七七九－一八三三）による画も使用されている。

海外では、イギリスの外科医であるジェンナーが一七九六年に牛痘種痘法を発明した。

なお、江戸時代の薬に関する特異な話題として、ミイラのことを挙げなければなるまい。『本草綱目』は、大きく「部」に分けられ、動植物や鉱石などの部のほか、人の部というのもあり、そこには、人尿やふけ、人血、汗などがその効用とともに並んでいる。そのきわめつけは木乃伊《ミイラ》である。ミイラの服用は五代将軍綱吉の治世の一六八〇年（延宝《えんぽう》八）ころに流行し、八代将軍吉宗時代の一七一六年（享保《きようほう》元）ころにも大流行したという。もちろん、骨肉も備わったものであり、後に識者によって、「且犬不レ食レ犬而人食レ人可乎（犬は犬を食べないのに人が人を食べてよいのか）」（奈須恒徳《なすつねのり》『本朝医談』一八二二）と酷評されるのである。これらのミイラはエジプト由来のものが輸入されていたといわれるが、エジプト側にはミイラの輸出業者がいたのであろうか。エジプトのミイラの数は、紀元前四〇〇〇年ころから紀元六〇〇年ころまでの間で約七億体と推定されている（春山行夫『クスリ奇談』）。

平賀源内とアスベスト

江戸時代の薬草木研究は、ほとんどの場合、漢方医によって行なわれていた。しかし、例外的に、産業につながる物産学としての方面から薬草木の研究に興味を持った人もいた。そのひとりが、平賀源内（一七二八－七九）である。彼は、薬草木の博覧会（薬品会《やくひんえ》）を主催したりしたが、その他にも、西洋画を描き、戯曲を手がけ、源内櫛《げんないぐし》といわれる櫛のデザインをするというような、現在でいうマルチタレントであった。

源内は讃岐高松藩（現在の香川県高松市）の足軽身分の家に生まれた。二一歳のとき（一七四九）に、蔵番《くらばん》として栗林《りつりん》薬園（後の栗林公園）の仕事に就いている。これは、高松藩主松平頼恭《よりたか》（一七一一―七一）に仰せつかったものである。おそらく薬坊主の助手のような仕事として、薬用植物を山から採集したり、園内でその栽培や管理をしたものと思われる。同時期の一七五四年（宝暦《ほうりやく》四）に山脇東洋（一七〇五―六二）は京都で人体解剖をしている。山脇は後に『蔵志《ぞうし》』（一七五九）を上梓する。

源内は、一七五七年に、当時、本草学で有名であった田村藍水《らんすい》（一七一八―七六）とともに、江戸本郷湯島で物産会を開催している。翌一七五八年には神田で開催、三回目の一七五九年には源内が主催者となって再び湯島で開催した。さらに翌一七六〇年には松田長元（生没年不詳）が主催して四回目を市ケ谷で開催、そして、翌々年の一七六二年（宝暦一二）には五回目の物産会が源内主催で湯島で開催された。特にこの第五回目は盛況だったようで、全国三〇余国から一三〇〇余種の品物が収集されたという。なお、源内は一七六〇―六一年の間、薬坊主として再度高松藩に仕《つか》えている。

この五回にわたる物産会の出展物は結局二〇〇〇点にも達し、源内はこれらのうちから興味深いものを選出して、『物類品隲《ぶつるいひんしつ》』六巻を編纂、一七六三年に出版した。この本の第一巻は水・土・金・玉、第二巻は石、第三巻は草、第四巻は穀・菜・果・木・虫・鱗・介・獣、第五巻は産物図絵、第六巻は朝鮮人参の栽培法、甘蔗《かんしょ》の栽培法と精糖法である。注目すべきは第一巻から第四巻までの分類法は『本草綱目』の分類法に従っていることである。

　源内は火《か》浣布《かんぷ》（火で浣《あら》うことのできる布）としてアスベスト（石綿）も紹介した。アスベストについては『竹取物語』に出てくる火鼠の皮衣がこれにあたるのではないかとされている。また、アスベストは近年に至り、中皮腫を引き起こす大変厄介なものであることがわかり、大きな問題となっていることは、あらためて言うまでもない。

　本草学でも名を馳せた源内がもう少し常識的な人であったなら、日本における薬草や生薬に対する見方も変わっていたのではないかと言ったら言い過ぎであろうか。とにかく、この人については、その墓碑銘に、友人であったという杉田玄白が一七七九年（安永《あんえい》八）一二月に記している次の言葉に尽きる。


「嗟非常人　好非常事　行是非常　何非常死（アア非常ノ人　非常ノ事ヲ好ミ　行ナイモ是レ非常　何ゾ非常ニ死セルヤ）」


　ちなみにここでの非常とは、常態でないこと、日常的でないことを示す。源内は一七七九年一一月に二人を殺傷して投獄され、翌月、獄死した。ただし、晩年に関しては諸説あり、老中田沼意次《たぬまおきつぐ》（一七一九－八八）の保護下で天寿を全うしたという説もある。

　なお、この時代は、中国の彼方の天竺《てんじく》（インド）のそのまたさらに彼方の西洋が見えてきた時代ともいえる。また、絹の道ならぬ本の道があらわれた時期ともいえる。それまでには全く手にすることのできなかった洋書を手に入れることができるようになったのである。平賀源内はいち早く洋書を手に入れている。なお、不思議だと思われるのは源内が個人で洋書を所持していられたことで、なぜ没収されなかったのであろうか。このようなところに、彼を擁護していたのではないかという当時の権力者の影が見え隠れするわけである。

江戸時代には、ここに述べた平賀源内らのほか、『大和本草』や『花譜《かふ》』『養生訓』などを著わした本草学者で儒学者の貝原益軒のように、やはり漢方医という立場以外から生薬にかかわりを持った人物がいた。

南蛮医学の発展と杉田玄白

この時代の医学を語るときに、杉田玄白（一七三三－一八一七）の存在を無視することはできないだろう。彼は、前野良沢（一七二三－一八〇三）らとともに『解体新書』を翻訳し、一七七四年（安永三）に刊行、西洋医学の進歩を世に知らしめた。なお、『解体新書』の付図は、前項に述べた平賀源内の手ほどきを受けた小田野直武《おだのなおたけ》（一七四九－八〇）が木版画にしたものである。

杉田玄白はまた、蘭学草創の当時を回想した『蘭学事始《らんがくことはじめ》』の著者としても有名である。この書物は、もとは八〇歳を超えた晩年の玄白が、蘭学の草創のころを知る人がいなくなることを憂い、弟子の大槻玄沢《おおつきげんたく》（一七五七－一八二七）に贈った手記であった。一八一五年（文化一二）のことである。大槻玄沢はこの手記を『蘭東事始《らんとう》』あるいは『蘭学事始』と呼んでいた。しかし、当初は刊行されず、写本としてしか出まわらなかった。前述の『解体新書』の翻訳者として前野良沢の名前は印刷されていないが、実際には『解体新書』の主たる翻訳者として良沢がかかわっていたことは、この杉田玄白の手記によって明らかとなったのである。『蘭学事始』の出版にはドラマがある。一八六七年（慶応三）、当時の開成所（現在の東京大学）教授であり、また、一八七七年（明治一〇）には東京数学会社を創立したりした神田孝平《たかひら》（一八三〇―九八）は、たまたま露店で『和蘭《オランダ》事始』と表題のある写本を見つけた。実はこの写本こそ、偶然にも、彼の師である杉田成卿《せいけい》（一八一七―五九）の祖父杉田玄白の書いたものであった。この本の出版を強く勧めたのは福沢諭吉（一八三四―一九〇一）であり、福沢は出版にかかる経費も負担した。そして、一八六九年（明治二）に、大槻玄沢による杉田玄白の略伝などを附して、木版の二冊本として出版されることになる。この時にあらためて『蘭学事始』の表題がつけられた。すなわち、『蘭学事始』の原稿は実に五十有余年の時を経て陽の目を見たことになる。

ケンペル、チュンベルグ、およびシーボルトの来日

江戸の植物学は、薬用に使用する本草学から発展したものであるが、その後のわが国の植物学にも大いに影響を与えている。たとえば、日本に自生する植物の体系化を完成したといってもよい牧野富太郎（一八六二―一九五七）の植物についての記述を見ると、江戸時代の

本草学由来の知見が散見される。また、植物学は、もともとは薬草の研究という必要性から発展してきた本草学から、植物そのものの研究をする植物学へと進展していった。江戸時代の植物学を考察する場合、世紀を隔てて来日した三人の研究者の名前を挙げておく必要があろう。それは、一七世紀に来日したケンペル、一八世紀に来日したチュンベルグ、そして、一九世紀に来日したシーボルトである。

ケンペル（一六五一－一七一六）が来日したのは、一六九〇年（元禄《げんろく》三）から一六九二年のことであった。日本の植物を研究し、たくさんの植物に学名をつけた。また、『日本誌』をドイツ語でまとめている。この原稿は後にイギリス人によって買い上げられ、一七二七年に英訳版として出版された。

チュンベルグ（またはチュンベリー、一七四三－一八二八）は一七七五年（安永四）から一七七六年の間、日本に滞在し、一七八四年に『日本植物誌』を刊行した。チュンベルグは、「二名法」を提唱したことで有名なリンネ（一七〇七－七八）の弟子である。リンネはチュンベルグが日本で新たに見いだして本国に送った植物標本をもとに命名しているので、日本産の植物の学名には命名者としてリンネの名前が多く見られる。このような植物は、学名の末尾に記載される命名者名が **L.** となっており、これはリンネの命名であることを示している。

一方、シーボルト（一七九六－一八六六）は一八二三年（文政六）に来日し、シーボルト事件を経て、一八二九年までの間、日本に滞在した。その後、三〇年の時を経て一八五九年

（安政六）に再来日し、一八六二年（文久二《ぶんきゅう》）まで滞在する。シーボルトは一八二九年に帰国後、日本研究をまとめ、集大成として全七巻の『日本』（*Nippon*）を一八三二―五七年に順次刊行した。また、一八三五年から一八四一年にかけては、ドイツの著名な植物学者であるツッカリーニ（一七九七―一八四八）編として『日本植物誌』（*Flora Japonica*）の第一巻を、また、一八四二年から七〇年には、シーボルトとツッカリーニの共編としてその第二巻も刊行している。シーボルトは新たに見いだした植物の命名をツッカリーニと共同で行なっている例が多く、そのような植物の学名の命名者はSIEB. et ZUCC. となっている。

以上の三人は、日本に滞在時、それぞれ時の将軍に謁見しており、この際の江戸への旅行記が、ケンペル『江戸参府旅行日記』、C・P・ツュンベリー『江戸参府随行記』、そして、ジーボルト『江戸参府紀行』として、それぞれまとめられ、刊行されている（以上、いずれも平凡社の東洋文庫、著者名は刊行された本の著者名のとおりとした）。

興味深いことには、以上の三人ともオランダ商館の医官として来日しているものの、いずれもオランダ人ではなく、ケンペルとシーボルトはドイツ人、そして、チュンベルグはスウェーデン人であった。

なお、幕末に来日したロバート・フォーチュン（一八一二―八〇）は、『江戸と北京』で、江戸の人々が本当に植物を愛していて、民家の入口にはいろいろな植物を植えた鉢が飾られていることに感心している。そして、このようなことは北京では決して見られなかったとも述べている。

シーボルトとビュルゲル

この時代の日本で植物を調べ、西洋医学を教えた先駆者として前項に述べたシーボルトが有名であるが、シーボルトの影に隠れてあまり語られていない人物がいる。それが、ビュルゲル（一八〇六―五八）である。

ビュルゲルはドイツのハメルン生まれ、ゲッティンゲン大学に入学し、一八二五年にヴェルトヴレーデンで三等薬剤師となる。同年、長崎のシーボルトからバタビア（現在のジャカルタ）のオランダ総督あてに助手の要請があって、これにビュルゲルが応じて来日することになった。

シーボルトは一八二九年（シーボルト事件の翌年）の帰国の際に、彼自身が果たせなかった研究資料の持ち帰りをビュルゲルに託した。ビュルゲルは一八三九年にオランダに帰るまで、三年ほどジャワに滞在し、日本の動植物標本をジャワ経由で送り続けた。これも彼の大きな功績であろう。ビュルゲルは一八三四年に日本での功績により、ライデン自然史博物館長であったテミンク（一七七八―一八五八）やシーボルトの推薦で勲章を得た。しかし、その後、ビュルゲルが一八三九年にインドの自然科学技術委員会の委員に任命されそうになったら、テミンクもシーボルトも手の平を返したように、「ビュルゲルにその能力なし」として反対した。

なお、ビュルゲルは一八四〇年から四年間、ヨーロッパでシーボルトの仕事を手伝ったりもしたが、その間に結局は仲違いしてしまったようである。前述のように、シーボルトの業績とされている日本の動植物研究もビュルゲルの存在がなかったら不可能であったと思われるのに、彼の功績はほとんど抹消されているに等しい。この原因としては、来日当時、ビュルゲルはシーボルトの助手という立場であったし、若すぎたということもあったのでいたしかたないということもあろうが、シーボルトが業績を独り占めしようとしたために彼を抹消しようとしたという説もある。前記のインドの自然科学技術委員会の委員任命の話のいきさつのヒステリックさから判断すれば、これもかなりの確率で可能性があるのではなかろうか。

一方、ビュルゲルには商才に長《た》けた一面もあって、日本滞在中にかなりの財をなしたらしい。こんなことも、嫉視《しっし》を招いた原因になったのかもしれない。

ビュルゲルは、一八二六年（文政九）のシーボルトの江戸参府に同行している。『江戸参府紀行』の索引をみると、ビュルガーという名が三一ヵ所出ている。おそらく、この紀行文をまとめるにあたってもかなりの貢献をしたことが想像される。

一八〇六年生まれの彼が江戸参府でシーボルトに同行したのは、詳しく言えば、一八二六年の二月一五日から同年七月七日、すなわち、彼は二〇歳になるかならないかのときである。『江戸参府紀行』では、初出はフルネーム、二、三回目はビュルガー氏と呼んでいるものの、四回目から一九回目および二七、二八回目はビュルガー君と呼んで、短い間にだんだんと親しくなった様子がわかる。そして、二〇回目から二六回目と二九回目から三一回目にはドクトル・ビュルガーかビュルガー博士（訳文のまま）となっている。いくら何でも「ドクトル」あるいは「博士」と呼ぶには若過ぎるし、博士号取得の事実もないと思うが、おそらく、この短い間にビュルゲルは、温泉の分析をしたり、岩石の鑑別をしたりしてその実力を見せ、シーボルトを唸《うな》らせたのであろう。同書を見ると、ビュルゲルは実によくいろいろな科学の仕事をこなしている。かなりの能力を備えた若者だったことは確かなようだ。ただし、このシーボルトからのビュルゲルの呼び方の変化を見ると、シーボルトのそつのなさ、ほめて人を使うという人使いのうまさを感じるとともに、使える人間には媚《こび》を売るようなある種の要領のよさもうかがえる気がする。とにかくも、ビュルゲルが有能な助手であったことはシーボルトにとってきわめて幸運なことではあった。しかし一方で、ビュルゲルの日本滞在が長くなるにつれ、シーボルトは、このままではビュルゲルに手柄を奪われてしまうのではないかという危惧も抱き始めたのではなかろうか。

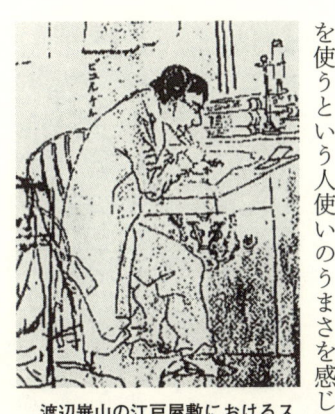

渡辺崋山の江戸屋敷におけるスケッチにあるビュルゲル像（長崎大学薬学部編『出島のくすり』〔九州大学出版会〕より）

結局、ビュルゲルは、わが国の歴史に大きな名を残したシーボルトの黒子《くろこ》としての役割を担うだけになってしまった。ビュルゲルはその後一八五五年にオランダに帰化し、一八五八年にジャワで死去している。薬剤師という名称のついた人として最初に来日した人だけに、表舞台に名前を残せなかったことは返す返すも残念である。

2 近代医学・薬学黎明期における毒や薬にまつわる発見・事件

ウィザリングとジギタリス

ジギタリス（ゴマノハグサ科）はもともとはイギリスの民間薬で、ある老婆が水腫の治療に使っていたという。ウィザリング（一七四一－九九）がこの植物の臨床試験をしたのは一七七五年のことで、ちょうどチュンベルグが来日したころのことである。やがて、この植物は強心利尿剤として使用されることになる。ジギタリスの有効成分としてジギトキシンなどが単離され、その複雑な化学構造が明らかになったのはずっとあとのことであった。このウィザリングの臨床試験は、実験薬理学の始まりとされる。

ジギタリスはわが国には一八七九年（明治一二）ころ渡来したといわれる。この植物は一八八七年に施行された日本薬局方の最初のものから、『第一四改正日本薬局方』（二〇〇一－〇五）まで収載されていたが、二〇〇六年に施行された『第一五改正日本薬局方』からは削除された。

イギリスのキュー植物園は一七五九年にテムズ川のほとりに創設された王立の植物園である。広さは約一二〇ヘクタール。キュー植物園には一九八一年の段階で押し葉標本が五〇〇万件ほど保存されている（小山鐵夫『資源植物学』）といい、この数は世界最大級である。なお、ジギタリスは有名な毒草でもあるが、紫や白、ピンク色などの美しい大型の花をつけてなかなかに美しく、キュー植物園の目玉の一つとなっている。

ゼルチュルネルとモルヒネの単離

一九世紀を迎えると、それまで、生薬として伝わってきたこれらの毒や薬の作用を示す薬物から、ヒトに生物活性を示す化合物を純粋に単離し、さらに、その化学構造が調べられるようになる。一八〇五年、ドイツの薬局に勤務していた青年であったゼルチュルネル（一七八三―一八四一）は阿片からのモルヒネの単離を報告する。この報告は、生薬からの有効成分単離の嚆矢となるものであり、きわめて重要な転機であった。すなわち、この時から、人類は、薬草木が何らかの作用を持つのは、その含有化学成分によるものであるということが科学的に解釈できるようになったのである。なお、モルヒネの化学構造は思いのほか複雑で、その化学構造が確定したのはモルヒネの単離から約一五〇年後の一九五〇年代のことであった。

このゼルチュルネルの発見の報告から二三年後の一八二八年にはヴェーラーが尿素を実験室で合成し、新しい有機化学時代の幕を開けた。このときまでは、有機化合物の生成には生命の関与が不可欠とされていたのである。近代有機化学の発展にともない、薬草木の有効成分の研究はさらに進展した。

モルヒネの単離は人類にとって福音であった。しかし、影の部分もつきまとう。モルヒネが単離されなければ、人類はモルヒネの化学誘導体であるヘロインを手にすることもなかった。ヘロインはきわめて耽溺《たんでき》性の強い麻薬である。

一方、サイエンティストという言葉は一九世紀なかばの造語だというが、このころから日本でも職業的専門家としての科学者があらわれ、化学も一つの専門分野として認められる。そして、次第に専門分野が細分化していき、組織化され、巨大化して現代に至る。

華岡青洲と全身麻酔薬

紀伊（和歌山県）に生まれた華岡青洲《はなおかせいしゅう》（一七六〇―一八三五）は京都に遊学後、一七八五年（天明《てんめい》五）に帰郷して医業を開業した。それ以来二〇年にわたって薬用植物の採集と動物実験を続ける。実は、彼は、彼の時代から約一六〇〇年前に華佗の創製したという麻沸散《まふっさん》のような麻酔薬を作って、外科手術に応用しようと考えていたのである。麻沸散とは、大麻を含んだ処方だったらしいが、処方が残っていなかった。

度重なる動物実験を経て、調合した薬にある程度の確信を持った彼は、妻の加恵、実母の於継《おつぎ》に対して人体実験を行ない、全身麻酔薬「通仙散《つうせんさん》」を完成した。この麻酔薬は、毒草としても知られていた熱帯アジア原産のチョウセンアサガオ（別名キチガイナスビ、ナス科）の葉を主成分とするものであった。結局、この薬の副作用により、加恵は盲目となり、於継は命を失ってしまう。

この痛ましい人体実験の果てに、彼は、一八〇四年（文化元）に通仙散を用いて世界初の全身麻酔薬を用いた外科手術、すなわち乳岩（乳癌）の摘出術に成功した。このいきさつは、有吉佐和子の小説『華岡青洲の妻』にまとめられている。奇《く》しくも、翌一八〇五年は前項に述べたゼルチュルネルがモルヒネの単離を報告した年でもある。華岡青洲が実施した全身麻酔による手術は、アメリカで笑気ガスによる麻酔法が試みられた一八四四年よりも四〇年も前のことであった。

通仙散には猛毒の草烏頭《そううず》（トリカブト属植物の塊根《かいこん》）も少量加えられたが、主薬となったのは前述したチョウセンアサガオ（曼陀羅華《まんだらげ》）であった。そして華岡青洲はこのチョウセンアサガオの添加量の調製に腐心したという。

華岡青洲は、また、紫雲膏《しうんこう》も創製した。紫雲膏は中国・明の陳実功《ちんじっこう》による『外科正宗《げかせいそう》』（一六一七）にある「当帰潤肌膏《とうきじゅんきこう》」を改良して案出したものという。紫雲膏は火傷や痔疾に効果があり、現代でもよく使用されている。

シーボルト事件とハシリドコロ

シーボルトが来日中の一八二七年には前述のように清原重巨による『有毒草木図説』が刊行されており、この書のハシリドコロの挿絵には、当時の著名な本草家で尾張の官であった水谷豊文《とよぶみ》による画が使用されている。

この本が刊行された前年の一八二六年、江戸滞在中のシーボルトを訪ねた眼科医の土生玄碩《はぶげんせき》（一七六二—一八四八）は、シーボルトが持っていた瞳孔を広げる薬（ベラドンナ）の分与を願い出た。こころよく分けてくれたベラドンナを眼科手術に用いるとまさに瞳孔が開く。そのうち薬が切れ、土生はもう一度シーボルトに分与を強く願い、その際、葵の紋服（将軍から与えられたもの）を贈った。シーボルトは、手持ちの薬も少なくなったため再分与はしなかったが、「日本にも同じものがある」といって教えてくれたのが、毒草としてすでに知られていたハシリドコロである。実は、シーボルトは先に水谷豊文から、写生したハシリドコロの図を見せられており、彼はそれをひと目見てベラドンナだと判断していたのである。その図はおそらく、前述の本に使用したものであろう。これが、わが国でハシリドコロをベラドンナに代用した嚆矢である。

二年後の一八二八年、長崎の港に停泊していたオランダ船コルネリウス・ハウトマン号は、折あしく吹き荒れた台風のために岸に乗り上げて大破した。このため、この船は入り船とみなされることとなり、帰国に備えて同船に積み込んでいたシーボルトの荷物は陸揚げされ、役人の臨検を受けることになった。そのなかに、天文方《てんもんかた》の高橋景保《かげやす》（一七八五―一八二九）の贈った「大日本沿海輿地全図《だいにっぽんえんかいよちぜんず》（伊能忠敬《ただたか》作）」の写しとともに、土生の贈った葵の紋服が見つかった。双方とも国外持ち出しは固く禁じられたものであったので大問題となり、土生や高橋は捕らえられ、牢死した高橋は死体に対してのあらためての打ち首による死罪、土生も改易となった。罪は一族にも及び、結局、シーボルトの門人も含めて五〇余名が刑に服した。シーボルトも国外追放・再渡航禁止となり、翌年、長崎をあとにする。これが、いわゆる「シーボルト事件」のあらましとされる。なお、シーボルトの荷物が臨検を受けることになったいきさつには、探検家として間宮海峡に名を残す一方、幕府の隠密でもあった間宮林蔵（一七七五―一八四四）が密告したためであるという説もある。そして、間宮林蔵を間宮海峡発見に至る探検に派遣した人こそ天文方の高橋景保であった。

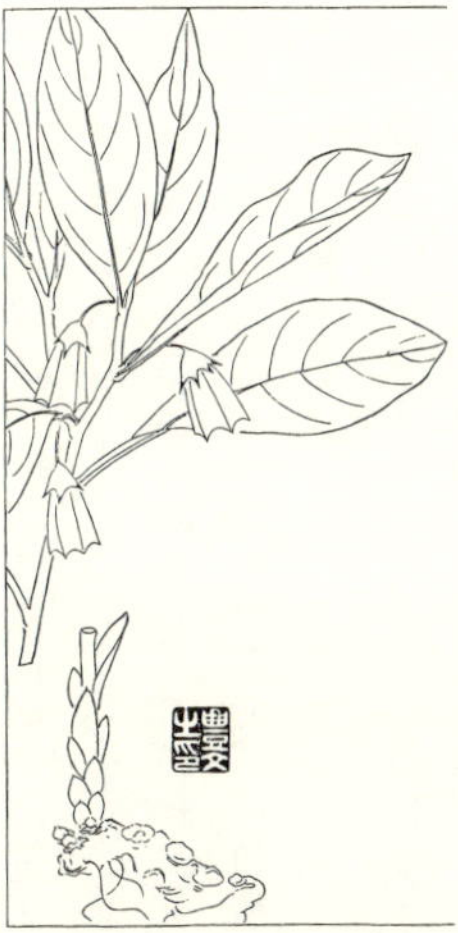

ハシリドコロ（清原重巨『草木性譜・有毒草木図説』より）

シーボルト事件はシーボルトとシーボルトの日本の家族とを長い間引き離すことになった。シーボルトは滞日中にタキと結ばれているが、タキは其扇《そのぎ》という名前の遊女ということで出島に入っている。当時、出島に入れるのは遊女だけであったからといわれる。タキのフルネームは楠本滝（一八〇七－六五）で、シーボルトはオタキサンと呼んでいた。そこで、彼はこの名前をアジサイの学名にあて、アジサイを *Hydrangea otakusa* と命名した。ただし、アジサイには先行する学名があったので、この学名は現在残っていない。シーボルトとタキの間に生まれたのがイネである。

楠本イネ（一八二七－一九〇三）は一八七〇年に東京で産科を開業し、日本初の洋式産科の女医となったものの、一八七六年には女性には受験資格のない医術開業試験制度が始まり、産科医を続けられなくなった。一八八四年には女性にもこの試験の受験資格が与えられることになったが、イネはこの時すでに五七歳。そのため、産科医となることを諦め、産婆として開業した。一八八九年には産院を閉鎖して、静かな晩年を送ったという。

阿片と阿片戦争

阿片が中国に伝わったのは一三世紀の前半であったが、その利用はいったんとだえ、再び利用されるようになったのは一六世紀になってからのことである。その目的は主に下痢の治療であり、使用量はそう多くはなかった。ところが、清朝時代（一六一六－一九一二）の一八世紀後半から一九世紀の前半にかけて、中国はイギリスからインド産の阿片を輸入して、その喫煙をし始めた。その結果、大量の阿片を消費したため、たくさんの依存者が出たのである。依存については精神的依存と身体的依存があるが、阿片の主成分のモルヒネはどちらの依存も強い。

イギリスは中国から大量の茶葉や絹織物・陶磁器などを買い入れ、その代金をメキシコ産の銀で支払っていた。そのために、イギリスの銀は払底し、中国には大量の銀が入った。その銀を取り戻そうとしたイギリスは、インドにおいてケシの栽培とそれによる阿片製造に成功していたので、その阿片を中国に輸出することにしたのである。疲弊したインドのベンガル政府の財政にとって阿片による収入は命の綱ともいうべきものであった。一方、イギリスはインドから綿花を輸入し綿織物を輸出した。これを三角貿易という。結局、中国は茶葉などの輸出のみではまかなえず、銀が流出することになる。また、阿片を喫煙する習慣が広まったため、中国国内は疲弊した。

清朝の官吏、林則徐《りんそくじょ》（一七八五－一八五〇）は、多くの中国人が阿片中毒に陥っていることを憂い、イギリス商人から阿片一四二五トンを没収して処分した。その報復としてイギリスが中国を攻めたのが阿片戦争（一八四〇－四二）の始まりである。一八四一年一月には広《カン》東《トン》攻撃も始まる。あろうことか、林則徐は「阿片吸引を根絶やしにすることもできず、密輸を断たせることもできない」と言いがかりをつけられ、自分を大臣に任命した道光帝（一七八二－一八五〇、在位一八二〇－五〇）によって罷免されてしまった（後に復活する）。一九九九年にイギリスから中国に返還された香港は、阿片戦争敗北による南京条約（一八四二年八月二九日）の結果、イギリスに割譲されたものであった。
戦争まで惹き起こすことになった阿片は世界最悪の毒の一つともいえよう。阿片戦争については陳舜臣による『実録 アヘン戦争』や譚璐美《たんろみ》による『阿片の中国史』に詳しい。

マラリアとキナノキ・キニーネ

キナノキとは、南米ペルーからボリビアに達するアンデス山中を原産地とするアカネ科の高木である。現地ではキナ・キナ（kina-kina）あるいはキンキナ（kinkina）と呼んでいたことからこの名前がついた。その幹や枝および根の皮は、マラリア特効薬のキニーネ（quinine）製造の原料となる。一七世紀にはペルーからキナ皮がヨーロッパに入るようになった。キナ皮は熱病に対して著しい効果を示すことから、ヨーロッパ全土で使用されるようになる。

一八五五年、イギリスはアマゾン地域を探検していたプラントハンターであるリチャード・スプルース（一八一七－九三）をキナノキの採集にあたらせようとした。彼は、困難の末、エクアドルでキナノキの若木と種子を手に入れ、イギリスに送ったが、イギリスではこのキナノキの増殖がうまくいかなかったらしい。その後、一八五九年にキナノキの採集責任者としてクレメンス・ロバート・マーカム（一八三〇－一九一六）が就任。一八六〇年にペルーからボリビアに至る途中で種々のキナノキの若木と種子を採集した。そして、ペルーからインドのマドラスへ向けて運ばれたキナノキやその種子はセイロン島をはじめ、インド各地やビルマなどに移植されて栽培された。

現在、キナノキの多くはインドネシアのジャワ島で栽培されている。生薬調製のためには樹齢二〇－二五年の木を根ごと掘り取り、幹や枝および根の皮をことごとく採取する。アルカロイド含量は五－八パーセント、その主成分はキニーネで、全体の三分の二を占める。なお、キニーネには、一七世紀のペルー駐在スペイン総督であったシンコン伯爵夫人のマラリアを治したという伝説があるが、この説はすでに一九四〇年代に完全に否定されている（内林政夫『ファルマシア』三八巻）。

キニーネは、マラリアの化学療法剤として使用される。マラリアは大部分がハマダラカの媒介によって、マラリア原虫（*Plasmodium* 属）が感染して起こる病気である。マラリアとは、**mal**（悪い）と**aria**（空気）というイタリア語を起源とする。ヒトに病原性を示すマラリア原虫には、次の四種類がある。

P. vivax　三日熱マラリア原虫
P. malariae　四日熱マラリア原虫
P. falciparum　熱帯熱マラリア原虫
P. ovale　卵型マラリア原虫

環境への配慮から、蚊を含む害虫駆除のための薬剤空中撒布を中止したころから、皮肉にもマラリアが再び猛威を振るい始めている。抗マラリア剤としては、キニーネのほか、クロロキンのような化学合成剤や、キク科植物から単離されたアルテミシニンのような薬剤もあるが、耐性を持った原虫の出現や副作用の問題、そして原虫の発育時期によって効力のある薬物が異なるため、キニーネもマラリアの化学療法剤として依然として重要な地位を占めている。なお、キニーネには、筋や腺などの代謝作用を抑制して熱発生を低下し、体温を下降させる活性もある。

ゼンメルワイスによる消毒法の発見

ゼンメルワイス（一八一八－六五）はドイツ系ハンガリー人。ウィーン大学で医学を学び、産科学教室助手として、産科病棟の一つである第一産科病棟の担当となった。

この当時の出産は、絶えず産褥熱《さんじょくねつ》の脅威のもとにあった。ゼンメルワイスの着任後一ヵ月の間に彼の担当する病棟では、二〇八人の産婦のうち何と三六名が産褥熱のために死亡したのである。そして、その後一年間の産褥熱による死亡者は四五一名にも達したという。

ところが、同じ時期、第二病棟の産褥熱による死亡者は一年間で九〇名だった。その後一八四一年から六年間の産婦の死亡率は第一病棟が九・九二パーセントであったのに対し、第二病棟は三・三八パーセントであった。

ゼンメルワイスは、この数の差と、第一および第二病棟の違いについて考えた。その結果、当時、第一病棟は医学生たちが実習生として加わり、第二病棟は助産婦が受け持っていることに着目した。しかも、医学生たちやその指導医師たちは早朝に死体解剖をした後に産科第一病棟に向かうのが常であることに注目した。

たまたま、ゼンメルワイスは彼の同僚が死体解剖中に誤って自分の手を傷つけ、そこから化膿して敗血症で亡くなるという事件に遭遇した。彼はその同僚の病理解剖にも立ち会い、その所見が産褥熱で死亡した産婦のそれと酷似していることを見いだした。そこで、彼は産褥熱による死亡も敗血症であり、死体解剖を行なった医学生の手や服に死体の毒が附着していたために、産婦に産褥熱を起こさせ、死亡に至ったのではないかと考えたのである。

ゼンメルワイスは出産を手伝う医学生たちに死体臭を除く物質（はじめ塩素水、後に、さらし粉溶液）で手を洗うことを指示した。その結果、第一病棟での産褥熱での死亡率は三・八パーセントまで減少し、さらに病室や器具類、包帯などもすべてさらし粉溶液で消毒することにより、二年以内に死亡率は一・二七パーセントまで、劇的に減少したのである。

彼はこの「消毒法」を一八四七年にウィーンの学会で報告し、産褥熱は敗血症であることを論じたが、産科学以外の学者からのわずかな支持はあったものの、ほとんどの人々はこれを認めようとしなかった。この説を認めることは、それまでの不名誉な記録（産褥熱による死亡者の多さ）を暗黙のうちに医師の側の過失と認めることでもあったからである。

一八五四年に、ゼンメルワイスは失意のうちにウィーンを去り、故郷のブダペストに戻って、一八五五年にはブダペスト大学の産科学教授に迎えられた。そこで、一八六一年に『産褥熱の原因と概念および予防法』という小冊子を出版したが、この本も受け入れられることはなかった。やがて、一八六四年ころから彼は精神不安の徴候を示し、翌年の七月には精神病院に入院。一八六五年八月一三日にこの世を去った。彼の偉大な発見はついに生前には何ら報いられることはなかったのである。

麻酔薬の発見

すでに述べたように、わが国では、一八〇五年に華岡青洲による全身麻酔薬通仙散による乳岩（乳癌）の摘出術が行なわれた。

これに対して、海外では、一八四四年、アメリカの歯科医H・ウェルズ（一八一五－四八）による笑気ガス（N_2O）麻酔を用いた抜歯が実施されている。この最初の試みは失敗してしまった。ウェルズの死は自殺といわれる。世界の医療史では、この笑気ガスを使用した麻酔が世界最初の麻酔として記述されていることが多いが、実はその三九年前に華岡青洲による全身麻酔がすでに実施されていたのである。

その後、一八四六年にW・T・モートン（一八一九－六八）によるエーテル麻酔を用いた抜歯がやはりアメリカのボストンで実施され、成功している。一方、一八四七年にはイギリスの医師シンプソン（一八一一－七〇）がクロロホルムを無痛分娩に応用して成功した。

なお、コカインの局所麻酔作用が発見されたのは一八八四年のことで、日本でいえば明治時代になってからのことである。

3　近代有機化学への出発

ヴェーラーと尿素の合成

毒や薬となるものの多くは有機化合物である。それでは有機化合物の定義とは何だろうか。

一八〇七年、当時の化学の大家であったベルセリウス（一七七九－一八四八）は、生命現象によって作られる化合物を有機化合物と称することを提唱した。このように、有機化合物は生物しか作り出すことができないという考えを「生気説《せいきせつ》」という。

先に少し述べたが、ヴェーラー（一八〇〇－八二）は、それまでは生命作用でのみ作られるとみなされていた尿素を実験室で化学合成した。明らかに無機化合物であるシアン酸カリウムと硫酸アンモニウムの混合物を加熱することによって、有機化合物である尿素を作り出したのである。それは一八二八年のことであり、ちょうどわが国ではシーボルト事件の起こった年であった。

この事実はまさに「生気説」の否定となる。有機化合物の人工合成に成功したことはこの地球上の物質世界を一変したといっても過言ではない。ヴェーラーはもしかしたら、自分の業績がそれほどまでにその後の化学の世界を変えるとは思わないままに一生を終えたかもしれない。しかし、彼のこの業績は、大袈裟ではなく地球上の一大事であった。現在では、有機化合物の定義にはその生成に生物の関与がもとめられることは全くなく、有機化合物とは、単に、炭素を骨格とする化合物の総称となっている。ただし、分子内に炭素が含まれていても、二酸化炭素や青酸などは例外的に有機化合物とは考えられていないが……。

それ以来、今日に至るまで、実にさまざまな有機化合物が化学合成された。

これらの化合物のなかには私たちの生活の質の向上に大いに役立っているものがある一方、なかにはヒトに害を加える目的で創製した化合物ではないのに、結果として、私たちの生活の質を落としたり、私たちを生命の危機に曝《さら》したりする原因となっている化合物もある。

もとより、はじめからヒトに危害を加えたり生命を奪うことを目的とする化合物の調製は許せないが、私たちは人類の幸福のためにあつらえられた化合物についても不断の注意を向ける必要があるだろう。

ヴェーラーとリービッヒ

リービッヒ（一八〇三―七三）は、近年まで続いた有機化学の学術雑誌 *Annalen der*

Pharmacie を一八三二年に創刊した。また、実験を通しての有機化学の教育法を実践し、その門下生が世界中に広がった。現在活躍しているわが国の有機化学に関係する研究者の師のもとをたどっていけば、かなりの割合でリービッヒにたどり着くほどである。

　リービッヒと前項に述べたヴェーラーとの間には親しいつき合いがあった。この二人の一八二九年から一八七三年にわたる一五〇〇通の手紙のなかから選んだ往復書簡抄（山岡望『リービッヒ〜ヴェーラー往復書簡』）が刊行されている。それを見ると、情熱的なリービッヒとおだやかな気性のヴェーラーの関係がよく読み取れる。また、お互いに切磋琢磨しながら真摯《しんし》に化学の研究に打ち込んだことがうかがわれ、うらやましいほどである。激しい気性も持っていたリービッヒであったが、一八三二年、ヴェーラーが妻に先立たれたときには、リービッヒはヴェーラーを自分の研究室に迎え、「一緒に苦扁桃油《くへんとうゆ》とアミグダリンについての実験をしよう」と慰めている。その時の手紙（一八三二年六月一五日付、リービッヒからヴェーラーへ）には、「愛するヴェーラーよ。とりあえず僕のところへやって来たまえ、たとえ慰めを与えることは出来ないとしても、われわれは君の耐えがたい悲しみを共に忍ぶことは出来るだろうから。この際カッセル（ヴェーラーが研究に従事していた都市の名前：船山注）にとどまっていることは、君の健康上にもよろしくない。僕のところで一緒に仕事をやろうではないか。（略）旅行に出かけてもだめだ。仕事をやるに限る。それもカッセルでやるのはいけない。（略）ではぜひやって来たまえ。週の終り頃をあてにしている」（同書、七五－七六ページ）とある。

宇田川榕庵と『舎密開宗』

幕末にわが国で刊行された化学関連の書物に、宇田川榕庵《ようあん》（一七九八―一八四六）によって著わされた『舎密開宗《せいみかいそう》』がある。

榕庵は、一八一一年（文化八）に宇田川玄真（一七六九―一八三四）の養子となった人物である。宇田川玄真は先に述べた杉田玄白の養子となったが、後に離縁され、宇田川家の養子となったといういきさつがある。

さて、『舎密開宗』の刊行は一八三七年（天保《てんぽう》八）に始まり、榕庵死後の一八四七年（弘化《こうか》四）までの一〇年間にわたる。『舎密開宗』は、一八〇一年にイギリス人のヘンリー（一七七四―一八三六）によって上梓された化学入門書の *An Epitome of Experimental Chemistry* のドイツ語訳がさらにオランダ語に訳されたものを基にして著わされたものである。

この本は単なる翻訳書ではなく、その序文によれば、二四冊の本を参考にしている。すなわち、これらの本にある知識と当時の日本における知識とを集合し、整理したものといえる。

「舎密」とはオランダ語で化学をあらわす **chemie**（セミー）の音訳で、榕庵の造語である。また、「開宗」は大本となるものを開くという意味がある。したがって、『舎密開宗』を現代語に直すならば、『化学概論』とでもなろう。『舎密開宗』は内篇一八巻、外篇三巻からなるが、そのうち、内篇巻一－巻三までには親和力、気体、溶液などの物理化学的な概論について、巻四－巻一五までは無機化合物の性質、反応などの各論、巻一六－巻一八までは植物成分に関する有機化学が取り扱われている。また、外篇三巻には鉱泉分析法と温泉化学が記述されている。

実は、『舎密開宗』の内篇は原書では第一編に、また、外篇が原書の第二編に該当するというが、この本の原書には試薬や試験法を扱った第三編もあるという。榕庵はこの第三編に該当する部分も訳出を終えていて逐次出版の予定であったが、その死によって日の目を見ることがなかった。その第三編は近年になって刊行された（芝哲夫『科学史研究』二五巻、一九九八）。

日本における化学の歴史において、榕庵の功績はきわめて大きい。彼は『舎密開宗』の執筆により、江戸時代末に、日本では概念的に全く新しかった「化学」という学問の移植を一人で果たしたのである。また、榕庵はこの本の刊行によって化学という概念をもたらしただけではない。この本の執筆過程で、現在も私たちが化学で使っている、水素、炭素、酸素、窒素、硫酸、元素、試薬、成分、燃焼、酸化、還元、温度、結晶、蒸留、濾過、溶液、昇華、装置などといった熟語を造り出した。榕庵は、それまで本草学と呼ばれていた学問が近代科学へと脱皮する機会を作ったともいえる。

なお、江戸期の日本には「化学」という言葉がなく、舎密学または離合学といっていた。

化学という単語が使用された嚆矢は、幕末の一八六一年（文久元）に蕃書調所《ばんしょしらべしょ》にいた川本幸民《こうみん》（一八一〇－七一）によって著わされた『化学新書』であったといわれる。川本は、宇田川榕庵の後を継いでわが国に化学を導入した人物である。彼は中国の月刊新聞『六合叢談《りくごうそうだん》』（一八五七－五八刊）に「化学」という言葉を見いだしてこの言葉を書名に使用した。ただし、『化学新書』は写本としてのみ伝わり、刊行されていない。

一方、化学の名称を最初に使用したのは宇都宮三郎（一八三四－一九〇二）であるという説もある。宇都宮三郎は尾張藩士神谷家の三男に生まれたが、兄が家督相続をする際、名字を神谷家の旧姓である宇都宮に改めた。出生地は現在、名古屋市立中央高等学校となっている。宇都宮は、江戸出張の際に脱藩し、勝麟太郎（海舟）の奨めで幕府の蕃書調所などに出仕した。明治維新後は明治政府に雇われ、セメント、耐火レンガの国産化や藍の製造法改良などを行ない、近代化学・技術の先駆者として多大な貢献をした。また、宇都宮三郎は化学のみならず、生命保険事業の設立にも関与し、わが国における生命保険加入者第一号となっている。

緒方洪庵と適塾

緒方洪庵は蘭学者で、大坂に適塾《てきじゅく》（適々斎塾、一八三八－六二）を開いて、福沢諭吉や大村益次郎（一八二四－六九）、長与専斎《ながよせんさい》（一八三八－一九〇二）など、幕末から明治維新にかけて活躍した多くの人材を育てた。なお、緒方洪庵は前に述べた宇田川玄真のもとで学んだこともある。

適塾に在籍していた福沢諭吉による『福翁自伝《ふくおう》』には、「ズーフ部屋」（蘭和辞典『ドゥーフ・ハルマ』を備えた二階の部屋）で勉強したり、科学実験を行なったことなどが、いきいきと描かれている。福沢は後に北里柴三郎のパトロンの一人にもなった。

幕末近くなると、西洋医学を学ぶ者が多くなるが、一八三九年（天保一〇）に蛮社《ばんしゃ》の獄といわれる洋学者の弾圧事件が起きた。蛮社とは「野蛮な結社」の略で、洋学を学ぶ結社のことを国学者たちが蔑《さげす》んで付けた名前である。実際にはこの結社の名前は尚歯会《しょうしかい》といい、町医者や藩士、幕臣などの有志が海防目的で蘭学や内外の情勢を研究していた。蛮社の獄では、尚歯会そのものが弾圧されたのではないが、尚歯会に関係していた渡辺崋山《かざん》（一七九三－一八四一）や高野長英（一八〇四－五〇）らが幕府批判の罪で処罰され、崋山は逮捕・入牢《じゅろう》のち国元蟄居《ちっきょ》（その後自殺）、長英は自首後入牢となる。崋山は前出のシーボルトの助手を務めたビュルゲルの像（本書九九頁）を描いた人物である。

江戸時代から明治時代に変わるとき、医療の面で、大きな変革がなされる。このときまでは、医療は漢方医学が主流であったが、明治の新政府は漢方医の制度を取りやめ、すべてにわたりドイツ医学が取り入れられることになった。

この時期には脚気《かっけ》が猖獗を極め、脚気の治療法において、西洋医学と漢方医学の治療法の比較が行なわれた。この比較は「東西脚気相撲」などといわれて、注目を集めた。実際には漢方医学の方が優勢であったのだが、漢方医はその治療法を「秘伝」として明かさなかったため、せっかく成果を挙げながら漢方医の存続にはつなげられなかったといわれる。

ケクレによるベンゼンの化学構造

中国で阿片戦争が起き、日本では『舎密開宗』の刊行が開始された時期、ドイツの化学者ケクレ（一八二九―九六）は一八五八年に原子間の結合を線によって図式化して表わす方法を提唱し、ついで、一八六五年にはベンゼンの化学構造式を提唱した。

現在知られている有毒物質や医薬品の多くは有機化合物である。その有機化合物の書き表わし方を定めたことと、多くの有機化合物の基本中の基本骨格の一つであるベンゼン環の化学構造を提唱したという点において、ケクレが近代有機化学、ひいては毒や薬の科学の発展に果たした役割はきわめて大きい。

ベンゼン（C_6H_6）は一分子中に六個の炭素が存在し、それぞれの炭素が一個ずつの水素原子と結合しているという化合物である。図に、当時提出されていた各種のベンゼンの化学構造式案の例を示す（野副鉄男編著『有機化学』上）。ケクレが提出したのは、図の左端に示した化学構造である。結局、その他の案はいずれもベンゼンの各種の性質をうまく説明することはできなかった。

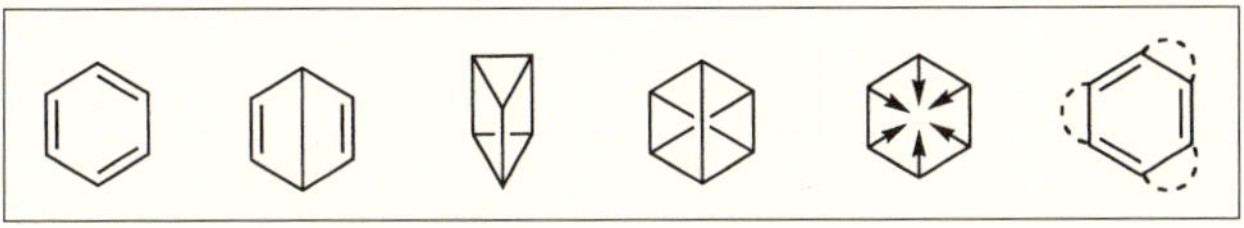

ベンゼンの各種化学構造式案

御雇い外国人の来日とその影響

幕末から明治維新前後には、御雇い外国人と呼ばれた科学者たちが来日し、日本の近代科学の基礎を築いたり、さまざまな場所で活躍したり、後に名を成す日本人たちに大きな影響を与えることになった。彼らより少し前の人たちのなかには、シーボルトらのようにオランダとの交易にからみ、長崎の出島を舞台に活躍した人たちがいたことはすでに述べたとおりである。御雇い外国人全体としてはアメリカ人やイギリス人が多く、ドイツ人、フランス人がこれに次いだ。ただし、医学の分野では最初からドイツ人が中心であった。その数は、大学や大学に準ずる機関において、一八七六年（明治九）から一八七八年ころの三五名程度をピークとしていた。やがて、その数は急速に減少していく（渡辺正雄『文化としての近代科学』）。そのような御雇い外国人たちのなかには、たとえば、ポンペや、ボードウィン、ハラタマ、マンスフェルト、ゲールツ、そしてエイクマンらがいた。

ポンペ（一八二九－一九〇八、在日期間一八五七－六二）は一八五七年（安政四）に日本の軍医派遣要請に応じて来日し、その年の九月二六日（新暦では一八五七年一一月一二日）に長崎で松本良順（一八三二－一九〇七）とその弟子たち一二名に最初の講義を行なった。ポンペはこの地に医学所（一八六五年に精得館《せいとくかん》と改称）を設立し、この医学校がやがて長崎大学医学部となった（一九四九）。ポンペは長崎で五年の間、医学全般を一人で教えた。誠実な人柄であったといい、「医師は自らの天職をよく承知していなければならぬ。ひとたびこの職務を選んだ以上、もはや医師は自分自身のものではなく、病める人のものである。もしそれを好まぬなら、他の職業を選ぶがよい」という言葉が残されている。化学も基礎の基礎から丁寧に教えたことが、芝哲夫訳『ポンペ化学書――日本最初の化学講義録』からもうかがえる。

ボードウィン（一八二二―八五）は、ユトレヒト陸軍軍医学校の教官としてポンペを教えているが、そのポンペの後任として一八六二年（文久二）に来日した。ボードウィンの在日期間は最初の一八六二年から一八六六年のほか、一八六七年、および一八六九年から一八七〇年の三期にわたっている。

ハラタマ（一八三一―八八、在日期間一八六六―七一）もユトレヒト陸軍軍医学校の卒業生であり、母校で理化学教師をしていたが、一八六六年にボードウィンに招かれて来日した。一八六八年、明治政府はボードウィンとハラタマを大阪に招聘し、同年、ハラタマは大阪舎密局の建設に着手し、開校した舎密局の教頭になった（ボードウィンの着任は一八六九）。ハラタマはわが国の近代化学の父ともいうべき人である。

マンスフェルト（一八三二―一九一二、在日期間一八六六―七九）は、ボードウィンの後任

1804年	華岡青洲が全身麻酔薬「通仙散」を使った手術を実施
1805年	ゼルチュルネルによる阿片からのモルヒネの単離
1807年	ベルセリウスが「生気説」を提唱し、有機化合物を定義付けた
1815年	杉田玄白による『蘭学事始』の手記が大槻玄沢に贈られる（刊行は1869年）
1823年	シーボルトの第1回目の来日（～1829年、第2回目は1859～62年滞在）
1826年	ビュルゲル来日（～1839年滞在）
1827年	清原重臣による『有毒草木図説』刊行
1828年	シーボルト事件が起きる
	ヴェーラーによる無機化合物から有機化合物である尿素の合成
1832年	リービッヒが学術雑誌（*Annalen der Pharmacie*）を創刊
1837年	宇田川榕庵が『舎密開宗』の刊行開始（～1847年）
1838年	緒方洪庵が適（適々斎）塾を開き、福沢諭吉らを輩出する
1840年	阿片戦争勃発（～1842年）
1844年	ウェルズによる笑気ガス麻酔の試み
1846年	モートンがエーテル麻酔を用いた抜歯に成功
1847年	シンプソンがクロロホルムを応用した無痛分娩に成功
	ゼンメルワイスが消毒法をウィーンの学会で報告するも認められず
1857年	ポンペ来日（～1862年）
1858年	ケクレが原子間の結合を線によって図式化して表わす方法を提唱
1859年	ダーウィンが『種の起原』を出版
1860年	マーカムがキナノキを南米から東南アジアに持ち込む
1862年	ボードウィン最初の来日（～1866年、さらに1867年および1869～70年滞在）
1865年	ケクレにより、ベンゼンの化学構造式が提唱された
	メンデルが『植物――雑種に関する研究』を発表
1866年	ハラタマ来日（～1871年滞在）
	マンスフェルト来日（～1879年滞在）、北里柴三郎らに影響を与える

江戸時代後期に起きた毒と薬に関係する主な出来事

として長崎の精得館に赴任した。一八六八年には頭取の長与専斎とともに長崎府医学校を発足させ、一八七一年には熊本医学校の創設に関与した。この熊本医学校においてマンスフェルトは後述の北里柴三郎にも大きな影響を与える。後には、京都府療病院（後の京都府立医科大学）および大阪病院の教師を経て帰国した。

ゲールツ（一八四三―八三）はオランダの薬業家に生まれ、成人して陸軍薬剤官となった。ユトレヒトの陸軍軍医学校で教鞭をとっていたが、薬学のほか、理化学や植物学にも精通していた。ゲールツは明治政府の招請で一八六九年に来日し、マンスフェルトが教頭を務めていた長崎府医学校で予科の物理や化学、幾何学を担当する。

一八七三年にゲールツは長崎税関の委嘱によって輸入キニーネの分析を行なった際、その報告とともに、薬品試験所の必要性を建議した。この進言をとりあげた長与専斎は、薬品の検査機関としての司薬場を設置することとした。こうして一八七四年に東京の日本橋に司薬場が開設されたのである。ゲールツは一八七五年に京都に設置された司薬場に任用されたが、ここは薬業の中心地である大阪の司薬場に近いこともあって一年あまりで廃止された。しかし、一八七七年には横浜に司薬場が開設され、ここで業務を開始する。ゲールツは京都司薬場在任時に長与専斎衛生局長から日本薬局方草案作成の内命を与えられており、『第一版オランダ薬局方』（一八五一）を参考にその仕事を進めていた。しかし、一八八三年八月三〇日に急性の病によって横浜で四〇年の生涯を終えた。結局、明治政府がドイツ医学を採用したことなどによって、この草案は実を結ばなかったが、彼は死の直前までその編纂に力を注いだという。

御雇い外国人たちの仕事はやがて明治期のわが国の科学者たちに引き継がれるが、来日したこれらの科学者の日本に与えた影響はまことに大きかった。

以上述べてきたように、一九世紀は科学の世界にめまぐるしい変化の起きた時代であった。一覧すると、だんだんと近代科学の様相を帯びつつあることが見てとれる。

海外の他の業績に目を転じると、幕末のこの時期には、一八五九年にダーウィン（一八〇九―八二）による『種の起原』（『自然淘汰による種の起原、もしくは生存競争による適者の生存について』）がイギリスで出版された。さらに、オーストリアのメンデル（一八二二―八四）は遺伝の法則（メンデルの法則）についての研究『植物――雑種に関する研究』を一八六五年に口頭で、また、翌一八六六年には論文として発表している。

アルカロイド――毒と薬の宝庫

ゼルチュルネルが一八〇五年に単離を報告したモルヒネは人類が最初に手にした純粋なアルカロイドであった。私たちはアルカロイドという言葉をよく耳にし、また、本書でもしばしば登場するが、それでは一体アルカロイドとは何であろうか？

1805年	モルヒネ（morphine）
1816年	エメチン（emetine）
1818年	ストリキニーネ（strychnine）
1820年	キニーネ（quinine）
	コルヒチン（colchicine）
1821年	カフェイン（caffeine）
1828年	ニコチン（nicotine）
1833年	アトロピン（atropine）
1848年	パパベリン（papaverine）
1860年	コカイン（cocaine）
1864年	フィゾスチグミン（physostigmine）
1875年	ピロカルピン（pilocarpine）
1885年	エフェドリン（ephedrine）

19世紀中に発見された重要なアルカロイド

アルカロイド（alkaloid）という言葉を考え出したのは、ドイツのハレの薬剤師K・F・W・マイスネル（一七九二－一八五三）で、一八一八年のことである。アルカロイドとは、アルカリ（塩基性）様のものという造語で、alkaliはアラビア語のal kaly（アルカリ、alは定冠詞）から、また、-oidはギリシャ語のeidēs（〜のような）に由来している。

それではアルカロイドとしてどのようなものが知られているかを見てみよう。たとえば、次に挙げた化合物のうち、何も知らないという人はいないだろう。

モルヒネ、キニーネ、ニコチン、コカイン、エフェドリン、テトロドトキシン（フグ毒）、ソラニン（ジャガイモ毒）、アコニチン（トリカブト毒）、ビタミンB_1、ヒスタミン、ベルベリン、イノシン酸、コルヒチン、インジゴ、ストリキニーネ、カフェイン

ここに挙げた化合物はすべてアルカロイドといわれる化合物である。これらの化合物は、私たちの体内で重要な役割を果たしたり、あるいは有毒物質として名を馳せたり、またある

いは病気の治療に役立ったり、さらには社会的な問題を惹き起こしたりしている。

有機化合物は、いずれも、炭素（C）が連結したものを基本骨格とし、そこに水素（H）や酸素（O）が結合しているが、なかには窒素（N）が結合した化合物もある。アルカロイドといわれる有機化合物は、化合物の分子のなかに窒素が入っている有機化合物のうち、アミノ酸やペプチド、タンパク質、核酸などの大部分を除いた化合物の総称なのである。

モルヒネの単離が一八〇五年に報告されたあと、一九世紀中のその後のわずか八〇年ばかりのあいだに、重要なアルカロイドの単離が相次ぐ。

有機化学上の重要な業績であるヴェーラーによる尿素合成が一八二八年、ケクレによるベンゼンの構造式の提出が一八六五年のことであるから、アルカロイドの化学の進展のほどがわかる。

なお、各種アルカロイド化学構造やくわしい来歴、生物活性などについては拙著『アルカロイド――毒と薬の宝庫』を参照していただきたい。

第4章　近代の毒と薬

近代は、わが国では一八六七年（慶応三）の大政奉還に始まる明治維新から第二次世界大戦終結の一九四五年までとされる。近代における毒と薬の科学について概観していくと、現在は科学の世界で世界に冠たるアメリカ合衆国の関与があまりないことに気がつく。この時代の毒と薬に関する中心地はドイツ、フランス、英国を中心としたヨーロッパといえよう。

この時代は、日本では明治維新で幕を開けるが、アメリカにおいては南北戦争（一八六一－六五）が終結したころにあたる。南北戦争においてはモルヒネ中毒者が多く出たといわれる。さらに、中国においては、モルヒネの原料である阿片にかかわる阿片戦争（一八四〇－四二）が終結してまもなくの時期にあたる。阿片戦争は、日本における明治維新への道をうながしたともいわれている。

近代に至る少し前に、化学方面では一八二五年にはファラデーによってベンゼンが発見され、その化学構造式が一八六五年にケクレによって提出され、近代科学の萌芽が見られる。近代においては科学の発達はさらに加速する。毒に関連する学問でも、細菌学や有機化学などの発展に著しいものを見ることができる。

しかし、一方では、ひずみも出てくる。近代は大きな戦争の世紀でもあった。そのなかでも二度にわたる世界大戦は、発達した科学が全面的に利用されることになった。また、一方、戦争が科学の発展に寄与した側面もある。さらに、発展した科学が新たな問題を生み出すことにもなった。すなわち、近代も末に至ると、病の恐れから解放してくれた細菌学や有機化学が、細菌を使ったテロや、化学兵器の開発、公害や薬害といった新しい問題をも生むこととなる。

明治以来、長崎と横浜という港町が新しい医学や薬学の入ってくるところとなった。この時代には、国家による教育制度の整備が進んで、大学制度もできた。また、医学校や薬学校もできて、医師や薬剤師の養成もされるようになった。しかし、日本の近代医療制度が確立するに至るまでは、それまでに隆盛だった漢方医学や漢方医の制度との軋轢《あつれき》もあったことは見逃せないし、このことが一因となり、現在も医薬分業がなされないなど、その尾を引いている。ドイツ医学の採用と漢方医の消滅の決定により、それ以後、医師はすべて西洋医学を修めることになり、漢方医は当時開業していた一代限りとなって、その養成機関も消滅することになった。

なお、中世の章でも触れたが、つい近年までは、伝染病によって、多くの人々が簡単に命を落としていた。この状況を救ったのは近代科学であり、そのなかでも免疫療法や抗生物質の発見など、毒と薬の科学の勝利であったともいえる。

明治時代には、北里柴三郎（破傷風菌の純粋培養）や、志賀潔（トリパンロートおよび志賀赤痢菌の発見）、秦佐八郎《はたさはちろう》（サルバルサンの発見）、高峰譲吉（アドレナリンの発見）、鈴木梅太郎（ビタミンB_1の発見）など、世界的な医学上の発見をなしとげる日本人が次々とあらわれた。この時期、薬学部門では、長井長義《ながよし》が漢薬「麻黄《まおう》」の主成分としてエフェドリンを報告する。この化合物は、後に気管支喘息《ぜんそく》によく奏効することがわかった。なお、その化学誘導体の一つのデオキシエフェドリンは覚醒剤として、今日に至る問題を惹き起こすことにもなった。

人類は、このわずか一〇〇年ばかりの間に、各種病原菌の発見や、ワクチン接種、ビタミン、抗生物質の発見、医療機材の発達などで、いったんはペストや、コレラ、天然痘、結核、脚気といった人類の存亡にかかわる病を克服したかに見えた。しかし、近年、抗生物質に耐性を持つ菌（耐性菌）や、ＨＩＶのような新しいウイルスなどが出現し、新たな問題になっている。

1　病原微生物学の誕生と発展

自然発生説とパストゥール

生物は生物からのみ生まれる。たとえ微生物であってもそうである。今では明々白々なことが明確にされたのはそれほど昔のことではない。このことを明らかにしたのはパストゥール（一八二二―一八九五）であり、この事実を確認するために使ったのが、有名な白鳥の首型のフラスコである。それまでは、汚れた布とチーズからネズミが発生するなどと、まことしやかにいわれていたのである。

パストゥールはまた、有機化学における立体化学に大きな貢献をしている。すなわち彼は、酒石酸《しゅせきさん》の研究をしているうちに、立体（光学）異性体という概念を発見した。酒石酸とは葡萄酒（ワイン）の製造過程に生成する化合物である。

通常の酒石酸の水溶液は旋光計で測定すると＋の値を示し、右旋性（dextrorotatory）を示す。そこで、この酒石酸には***d***または（＋）が付けられ、***d***-酒石酸、または、（＋）-酒石酸と称していた。ところが、他の性質は全く同じであるのに、旋光計で測定しても旋光性を示さない（旋光度がゼロである）酒石酸が見つかった。それはパラ酒石酸と呼ばれていた。

パストゥールは、このパラ酒石酸のナトリウムおよびアンモニウムの複塩（酒石酸ナトリウムアンモニウム四水和物 $Na(NH_4)C_4H_4O_6 \cdot 4H_2O$）を調製し、このものを結晶化し、その結晶を顕微鏡下観察したところ、二種類の形状の結晶が生成していることを見いだした。彼はこれらの二種類の結晶をピンセットで丹念に取り分け、それぞれの化合物をもとの酒石酸にもどして水溶液として旋光度を測定したところ、片方は*d*-酒石酸（(+)-酒石酸）に一致することがわかった。ところが、もう一方の化合物は、前者とは逆に左旋性（levorotatory）の旋光度を示したのである。そこで、このものは*l*-酒石酸、または、(−)-酒石酸と称されることになった。この化合物は、旋光度を除いては前者と全く同じ性質を示す。これらの化合物をお互いに立体異性体または光学異性体と呼ぶ。

以上の発見の結果、パラ酒石酸とは、右旋性の*d*-酒石酸（(+)-酒石酸）と左旋性の*l*-酒石酸（(−)-酒石酸）との等量混合物であることがわかった。パラ酒石酸においては、右旋性のものと左旋性のものが等量混合し、打ち消しあったため、旋光度が相殺されてゼロとなったのである。このような混合物を現在ではラセミ体と称している。この立体（光学）異性体という概念は、毒や薬の科学にも大いに貢献している。

パストゥールは、多彩な方面で業績を残した。狂犬病に対するワクチンを開発したのも彼であった。また、パストゥールによって開発された技術の一つがパストゥーリゼーション（低温殺菌法）である。

かつて、研究者の名前を冠した世界三大医学研究所というのがあった。パストゥール研究所のほか、次項以降に述べるコッホおよび北里の名をそれぞれ冠した、コッホ研究所、そして北里研究所である。

リスターと消毒法の確立

リスター（一八二七―一九一二）はイギリスの著名な外科学教授であり、彼の登場によって、前章に述べたゼンメルワイスにより発見された消毒法が確立されることになった。

リスターはロンドン大学で医学を学び、エディンバラ大学の手術助手を経て、グラスゴー大学の外科学教授となり、グラスゴー王立病院の外科部門も担当した。この病院においても、手術後の化膿から敗血症や丹毒による死亡率が高かった。そして、その当時、この際の腐敗臭が注目されていた。彼は後に、イギリス科学協会会長としての講演の一部で、次のようなことを述べている（一九〇六）。

「患者が（敗血症で）危険な状態になると、その徴候の一つとして、激しい悪臭がある。それは、血液の腐敗、すなわち、血液が傷の内部で腐蝕性で有毒の物質に変化したことを示す。そして、この腐敗こそ外科医の恐るべき敵であると考えた。そこで、この悪臭を除き、この害を緩和しようと努力した」

一八六五年にパストゥールの論文を読む機会を得たリスターは、腐敗が醱酵素によって起こり、この醱酵素は微生物からなっていること、そして、微生物は腐敗する物質の内部で自然に発生することはないことも証明されたことを知ったとき、次のようなことを述べている。

「もし、人体には無害であって、傷口から侵入した微生物には破壊的に働くような何らかの物質があれば、この物質はこれらの微生物が外部から入ってくることをさまたげることができる」

リスターは、フェノールが下水管の悪臭を取り除く性質を持っていることに着目した。実際に当時は貴重品であったフェノールを少量、グラスゴー大学の化学の教授より分与してもらい、包帯交換のときに傷口に使用してみると傷がよく治ることと、皮膚がひどく損なわれなかったことを発見していた。

フェノールそのものには強い腐蝕性がある。そこでフェノールは、敗血症の危険性が高く、組織の一部分が損なわれてもしかたがないといった複雑骨折のような場合にしか使用できない代物であった。ところが、フェノールを水に溶解させたものには腐蝕性がなく、しかも、フェノールそのものと同じような効果があることがわかった。

そこで、リスターはフェノール水を手術室に噴霧し、器具類や手術部位の皮膚もフェノール水で消毒した。また、手術後にはフェノール水で消毒した包帯を使用した。この結果、王立グラスゴー病院のリスターが担当している部門での治療成績が著しく向上することになった。

リスターはこの結果を一八六七年の『ランセット』誌に報告したが、はじめはイギリスではよく理解されなかった。この方法が一般に認められるまでには、なおしばらくの年月を要したのである。また、フェノール水を手術室に噴霧するというこのリスターの初期の方法はその後、やり方が改められた。すなわち、創傷に対する感染は空気中の微生物よりも菌で汚染された手や器具機械類の接触によることが多いことが明らかにされ、空気中の微生物を殺す目的で手術の間行なわれていたフェノール水噴霧は廃止されたのである。

リスターの消毒法はやがて広く承認され、実施されることとなり、外科手術における死亡率は激減した。リスターは失意のうちに死亡したゼンメルワイスの場合とは異なり、賞賛と名誉をもって報いられた。たとえば、彼は一八六九年にはエディンバラ大学教授に、また、一八七七年にはロンドン大学キングズカレッジの教授に招聘された。さらに、ヴィクトリア女王からナイトの爵位を与えられ、その後男爵となり、上院議員となった。

ゼンメルワイスによって発見され、リスターによって確立された消毒法は、近代医学や近代薬学の歴史を変える画期的なことがらの一つである。

コッホと病原微生物学

病気のなかのあるものは病原微生物（病原菌）が原因となって惹き起こされる。この、現在ではごく普通に認識されていることが明らかになったのは近代になってからのことである。

ヒトの病気の原因には、ホルモンや内臓の異常などの内因性のものに対して、病原微生物の感染などによる外因性のものがある。たとえば、コレラやペスト、チフス、結核、肺炎、マラリア、梅毒などによる感染症は病原微生物による外因性の病気であり、悪疫として、長い間、人類の健康や生命を脅かしてきた。

かつてはこれらの外因性の病気はミアズマ（空気の汚れ、毒気、瘴気《しょうき》）によってもたらされると考えられていたが、この状況に終止符を打ったのは、ハンセンのらい菌、コッホ（一八四三―一九一〇）による炭疽《たんそ》菌や結核菌、コレラ菌の発見等に始まる細菌学の発展である。顕微鏡の発達ともあいまって、病原菌の存在が明らかとなり、コレラやペストなども、病原となる小さな生物（病原菌）が原因であることが判明した。

さらに、細菌学の発展により、今度は感染症の予防・治療法が考えられることになった。その方法には、コッホのもとに留学中の北里柴三郎らにより開発されたジフテリア抗毒素のような免疫学的方法もあるが、ヒトにとっては毒性が少ないものの、病原微生物にとっては毒であるという性質（これを「選択毒性」という）を持つ化学物質を積極的に医療に応用するという方法も考えられた。これを化学療法という。科学と化学の発達は、これらの伝染病を惹き起こす病原菌の一部は毒素を生産することによってヒトに悪さをすることも明らかにした。これらの毒素のなかにはその化学構造や作用機構が詳細に解明されたものもある。

化学療法は、コッホの弟子のエールリッヒ（一八五四―一九一五）によって展開され、睡眠病の病原体である血液寄生性の原虫トリパノソーマに選択的に毒性を有するトリパンロートや梅毒の治療剤となるサルバルサン（六〇六号）が発見された。

病原菌の作用様式は、大きく侵入型と毒素分泌型とに分けられ、侵入型の例としてはチフス菌が挙げられる。この菌は、ヒトの体内の特定の組織で増殖し、その組織を破壊する。これに対して、毒素分泌型の病原菌の例としては、コレラ菌が挙げられる。コレラ菌の場合には、コレラトキシンをヒトの体内で放出し、そのために激しい下痢をもたらし、最悪の場合、脱水症状を起こし、死に至る。この場合、病原微生物は「毒の科学」と密接に結びついていることになる。

なお、コッホのコレラ菌の発見は一八八三年のことであるが、コッホはその少し前の一八八一年に菌の分離や培養に日本の寒天を使った培地を使用し始める。それまではジャガイモの切り口やゼラチンが使用されていたが、寒天培地を使用することによって、細菌学の発達がうながされたことは事実である。この年はいわゆる「コッホの三原則」が提唱された年でもある。やがて、一八八六年にはコッホのもとに北里柴三郎が留学する。

北里柴三郎と北里研究所

北里柴三郎（一八五三－一九三一）は嘉永《かえい》五年一二月二〇日生まれである。北里の生誕年が一八五二年と記載されていることがあるが、それは、嘉永五年＝西暦一八五二年と判断されたためである。たしかに、嘉永五年の大部分は西暦一八五二年にあたるものの、一部は翌一八五三年になり、北里の誕生日は新暦では一八五三年の一月二九日に該当する。

北里は一八七一年（明治四）に熊本医学校入学、一八七五年、後に東京大学医学部となる東京医学校に入学、一八八三年には東京大学医学部を卒業した。北里と一緒に東京医学校に入学したのは一二一名、卒業者は二六名であった。卒業時の北里の成績は八番で、総合成績は乙。一八八三年四月に卒業して同年一〇月に医学士を授与された。卒業生の多くが地方の医学校の校長や病院長になっていったのに対し、予防医学を志すことにした北里は内務省衛生局に勤務する。やがて、一八八五年にドイツに留学し、コッホのもとで細菌学の研究に従事する。北里はそこで破傷風菌の純粋培養に成功したり、ジフテリアの血清療法を開発したりと大きな業績を残し、ドイツ国家から「Professor」の称号を受ける。また、アメリカをはじめとする方々からの招聘の話があったが、ことごとく断わり、一八九二年に帰国した。

ところが、日本において北里を待っていた運命は苛酷なものであった。北里は、ドイツ留学中の一八八九年のこと、かつて北里が学生の時に細菌学の手ほどきを受けた緒方正規《まさのり》（初代衛生学教授で日本初の医学博士、一八五三―一九一九）の提出した脚気菌の存在を完全否定する（『中外医事新報』第二二二号）。このことは、正確な学問上の判断をしただけであるが、恩師の顔に泥を塗ったと因縁をつけた人がいた。帝国大学医科大学教授の青山胤通（一八五九―一九一七）である。青山との確執が一つの原因となって北里は母校には席が得られず、帰国後は再び内務省に所属することになる。ドイツ留学中から旧知であった森林太郎（鷗外）

も脚気菌派であった。

悶々《もんもん》としていた北里を助けたのが福沢諭吉であった。福沢の支援で一八九二年に創設したのが伝染病研究所である。この研究所は当初、私立の小さな研究所であったが、やがて、国が援助をすることになり、一八九九年に国立となり、建物や設備も充実し、隆盛を誇る。この北里の研究所においては、志賀潔(一八七〇―一九五七)が赤痢菌を発見(一八九八)する。また、後にも述べるが、北里のもとから、コッホの弟子であるエールリッヒのところに留学した志賀は世界初の化学療法剤であるトリパンロートを発見(一九〇四)する。また、やはりエールリッヒのもとに留学した秦佐八郎(一八七三―一九三八)はサルバルサン(梅毒の特効薬)を発見(一九一〇)するなど、目覚ましい研究の進展があった。

そんななかで、北里は一八九四年の香港におけるペストの大流行に際して、その研究のために国から派遣された。この際、帝国大学の件《くだん》の青山胤通教授の一行も派遣される。そして、北里らはペスト菌の単離に成功する一方で、青山は自身がペストに罹患し九死に一生を得るという悲惨な体験をする。

おそらく、青山はさらに北里に思うところがあったのであろう。彼は当時の首相である大隈重信の侍医を務めていたが、その関係からであろうか、青山は北里の研究所を帝国大学医科大学の附属とし、北里を自分の配下に置くことを画策する。すなわち、一九一四年(大正三)一〇月、大隈内閣は内務省管轄であった北里の研究所(伝染病研究所)を内務省から文部省へ移管することを北里の意向を全く無視して決定した。これに怒った北里は翌月（一一月）敢然と伝染病研究所の所長を辞することを決意する。これに、北里を慕う北島多一（一八七〇―一九五六）副所長や、志賀・秦らの部長をはじめ、研究員から一般職員まで北里に従って辞めることになった。そして、いわばもぬけの殻となった伝染病研究所が東京大学の青山のもとに残された。青山はこのときしみじみと語ったという「北里はよい弟子を持っている」と。伝染病研究所は、その後、一九一六年（大正五）四月には帝国大学付置となり、一九六七年（昭和四二）からは東京大学医科学研究所となっている。

一方、北里は、もとの伝染病研究所のすぐ近くに自前の北里研究所を設立した。一九一四年一一月のことであった。この北里研究所の設立された場所は、現在は港区白金《しろかね》という地名であるが、当時は土筆《つくし》ヶ丘といって、北里が一八九三年から経営する結核の療養所（土筆ヶ丘養生園）があったところである。この土地はもともと福沢諭吉の別荘のあったところを譲り受けたものであった。現在もこの土地は高架道路をはさんで慶應の幼稚舎と隣接しており、福沢との関係が偲ばれる。なお、北里は研究所創立三年後の一九一七年、福沢への報恩のため、慶應義塾大学医学科

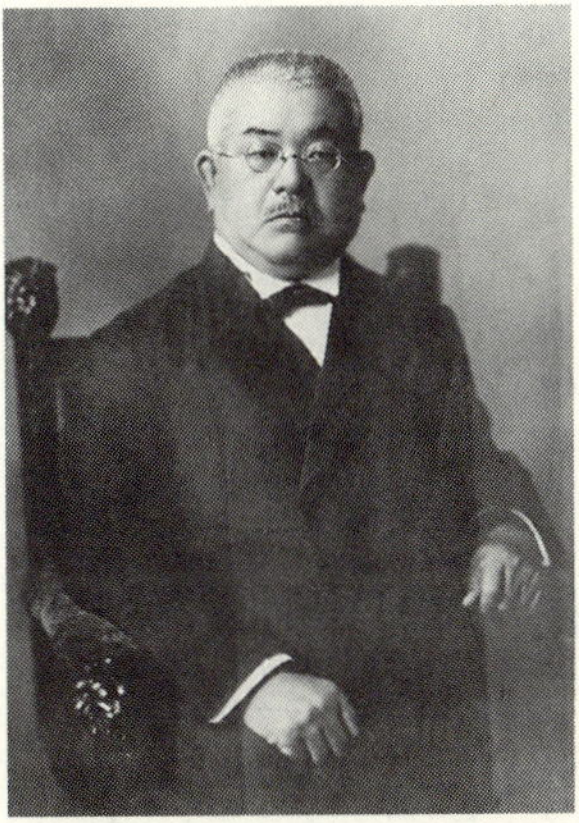

北里柴三郎

予科の創設を研究所を挙げて支援した。医学科予科の教育は北里研究所の研究員が兼任で担当したという。また、北里は初代の日本医師会長（一九一六―三一）も務めた。さらに、一九二四年には男爵となる。

この北里研究所の創立五〇周年記念事業の一環として一九六二年に設立されたのが北里大学である。当初は衛生学部のみであったが、その後、薬学部や医学部、医療衛生学部、水産学部、獣医畜産学部、理学部などが設置され、理科系の総合大学となっている。なお、北里研究所は二〇〇八年四月から北里大学の属する「学校法人北里学園」と統合されたが、北里研究所の名前は新しい学校法人名である「学校法人北里研究所」として残った。

さて、志賀潔が赤痢菌を発見したことに触れたが、この研究は北里の指導のもとに志賀がまだ研究者になりたての二七歳のときになされたものである。したがって、本来ならば、この発見の報告は北里の業績となるか、あるいは志賀と北里の連名で行なって当然のものであった。しかし、北里はこの研究報告を志賀の単独名で行なわせた。この赤痢菌の学名（属名）も志賀の名をとり、*Shigella* と名付けられている。このようなところに北里の学問に対する真摯な姿を見る。

なお、有名な野口英世（一八七六―一九二八）も一時期、北里の研究所（前記の伝染病研究所）に所属したことがある。その時期に志賀赤痢菌で有名な志賀潔をアメリカから訪ねてきたのがフレクスナー教授（一八六三―一九四六）であった。語学に堪能な野口はこのときに志賀の通訳を務めた。その際、フレクスナー教授にアメリカ行きを打診したものと思われる。「来て下さい」とは言われなかったものの、おそらく、外交辞令として「いらしたら私を訪ねなさい」くらいのことは言われたのであろう。野口はその言を頼りに渡米したというのが実際のようである。その後の野口の顚末についてはさまざまな伝記に書かれているが、この野口の渡米のきっかけになったフレクスナー教授との出会いが志賀潔と関係があることについてはあまり語られていない。

スペイン風邪

わが国では大正時代のなかばにあたる一九一八年（大正七）から翌一九一九年にかけて、スペイン風邪と呼ばれることになるインフルエンザが猛威を振るう。そして、世界中で六億人（当時の全世界の人口は八億―一二億人と推定される）の感染者、四〇〇〇万―五〇〇〇万人もの死者を出した。

わが国では、スペイン風邪によって、二三〇〇万人が罹患し、三九万人（当時の日本の人口は約五五〇〇万人）が死亡した。前出の野口英世の母の野口シカも一九一八年一一月にスペイン風邪のために死亡している。六六歳であった。また、文芸評論家で演出家の島村抱月も同年同月に同じ原因で死亡した。島村の愛人で新劇女優の松井須磨子はそのために翌年一月五日に後追い自殺する。島村は、実は、松井須磨子から感染したのだった。それだけではない。詩人宮沢賢治の妹のとし子や、歌人で精神科医の斎藤茂吉もスペイン風邪に罹患している。

スペイン風邪は一九一八年三月に米国シカゴ付近で最初の流行があり、第一次世界大戦による米軍のヨーロッパ進軍とともに大西洋を渡って、五―六月にヨーロッパで流行した。これが第一波である。第二波は、一九一八年秋にほぼ世界中で同時に起こり、病原性が高くなって死者が急増した。さらに一九一九年春から秋にかけて第三波が世界的に流行し、日本ではこの第三波による被害が最も大きかったという。

なお、インフルエンザと風邪は明確に別の疾病であって、重篤性も異なることから、「スペイン風邪」と呼ぶべきではなく、「スペインインフルエンザ」と呼ぶべきであるという研究者もいる。また、アメリカ発であるのにスペインという名称がついているのは、情報がスペイン発だったからである。すなわち、大戦による情報検閲のなか、大戦とは無関係であったスペイン王室での流行が大きく報じられたためであるという。

インフルエンザがウイルス病であると認定されたのは一九三三年のことであった。同じころ、日本脳炎もウイルス病と認定される。野口英世は、ウイルスという概念のない時期に、黄熱病《おうねつ》の原因がウイルスであるということを知らぬまま、一九二八年に黄熱病に罹患してガーナのアクラで客死した。

2　近代薬学および有機化学の誕生と発展

長井長義と東京大学製薬学科

長井長義（一八四五―一九二九）は藩の医官を勤める長井琳章《りんしょう》（一八一八―一九〇〇）の長男として現在の徳島市に生まれた。長井は藩校で漢学とオランダ語を学び、父から本草学（薬用になる植物などを研究する学問）の手ほどきを受け、一五歳で元服し、父の代診を勤めるようになる。

長井はやがて、一八六六年（慶応二）に他の六名とともに西洋医学を学ぶために二年間の長崎留学の藩命を受けた。長崎において、長井は精得館でマンスフェルトから西洋医学を学んだほか、陸軍軍医ボードウィンに化学を学ぶ。しかし、翌一八六七年（慶応三）には医学を勉強するための精得館通いをやめ、写真撮影局を開いたばかりの上野彦馬（一八三八―一九〇四）の家に寄寓し、写真技術を通した化学修得に励むようになった。そこで手にしたのが五年前に上野によって刊行された『舎密局必携』であった。長井は上野の指導下、写真に必要な試薬の調製の仕事を手伝ったといわれる。

やがて、長井は上京して東京医学校（大学東校、東京大学の前身）に学び、一八七〇年（明治三）には、明治政府による第一回欧州派遣留学生に選ばれ、ドイツに派遣されてベルリン大学で医学を学び始める。しかしそこで、有機化学の大家であり、前章に述べたリービッヒの教え子の一人であるホフマン教授（一八一八―九二）の有機化学研究に関心が移り、医学から化学へ転じることになる。その後、長井はホフマンの助手となり、一八八四年（明治一七）までの一三年間ドイツで化学研究に打ち込み、かの地の女性テレーゼ（一八六二―一九二四）と結婚、帰国後、半官半民の大日本製薬合資会社（当時）の技師長や帝国大学医科大学薬学科教授などとなり、現在の日本の薬学の基礎を築いたとされる。

現在、日本の薬学、なかんずく、有機化学に関係する合成化学や天然物化学などの分野は世界でも超一流といってよい水準にある。

1873年7月	東京医学校製薬学科
1877年4月	東京大学医学部製薬学科
1886年3月	帝国大学医科大学薬学科
1897年6月	東京帝国大学医科大学薬学科
1919年2月	東京帝国大学医学部薬学科
1947年9月	東京大学医学部薬学科
1958年4月	東京大学薬学部

東京大学薬学部の変遷

しかしながら、日本の薬剤師という職種が他の先進国の薬剤師たちのようにポピュラーな存在となかなかならなかったのはなぜか。そこに、現在の東京大学薬学部に始まる薬学教育のひずみもあった気がしてならない。言うなれば、日本の薬剤師教育は長い間、大学による支持が受けられないままに来たのである。長井は留学からの帰国後、大日本製薬合資会社という半官半民の製薬会社の技師長にもなったが、それはあくまでも化学者として就任したものと考えられる。彼は常に薬学者というよりも化学者であろうとしたのではなかろうか。

大学における薬学教育は現在の東京大学において始まった。東京大学についてはその成立から今日まで、東京大学→帝国大学→東京帝国大学→東京大学と名称を変えている。そこで、東京大学薬学部に着目し、その名称の変遷を表にまとめてみた。

薬学教育が医学部のなかで、しかも製薬学科という名称で始まったことや、一八八六年(明治一九)に東京大学が帝国大学となった際には、いったん製薬学科が廃止され、そのまま薬学系がなくなりそうになったことなど、薬学と薬剤師教育が実に困難なところから始まっていることは否定できない。そして、その当時は大学の薬学系に進学しようとする学生は、毎年数えるほどしかいなかった。それもそのはずで、薬学系の卒業生の活躍の場があまりにもなさすぎたのである。

日本における薬剤師の誕生と直面した困難

ヨーロッパにおいては、医師と薬剤師の職域は古くから分かれていて、医師という職業のなかから薬剤師の業務が分化したのではなかった。これに対して、わが国では江戸時代までの漢方医の歴史が根付いており、漢方における治療は「さじ加減」というくらい、薬の調合と治療行為とは不可分のものであった。また、西洋医学(ドイツ医学)とともに西洋の医療制度が導入されても、それまでの漢方医の営業は許可されたものだから、大勢の漢方医のなかに少数の西洋医が散在する形から、わが国の近代医療は始まった。しかもこれらの漢方医には一定の緩い条件を満たすことによって次々と無試験で西洋医免許を与えた。日本には、このような漢方医と漢方医由来の西洋医混在の歴史があったため、やがて西洋医学を学んだ西洋医が増えてきて、すべてが西洋医となっても、医師側も患者側も薬は医師か医師の手代（見習い）があつらえるものという認識が染みついてしまったのである。その誤認は薬の内容も効果も使い方の意味も全く変わった今日にまで続いている。だから、薬は医師からもらうものと現在でも勘違いしている人が実に多い。驚いたことに、比較的最近の『広辞苑』（第三版、一九八三）には「薬局生」という言葉が掲載されており、その意味として、「医院の薬局にいて医師の監督のもとに調剤をする人」とある。薬局生とは一体誰のことであろうか。少なくとも薬剤師は医師の監督下にある職業ではないから、医師の使用人（素人）のことであろう。こんな記述がつい最近まであったのである。

　さて、薬剤師という名称を提案したのは、柴田承桂《しょうけい》（一八四九―一九一〇）であり、この名称に決まったのは、一八八九年（明治二二）の「薬律」（薬品営業並薬品取扱規則）の起草を前にした一八八八年の春のことであった。柴田承桂は一八七〇年に先に述べた長井らとともにドイツに留学、一八七四年に帰国して東京医学校の初代製薬学科教授となった。その後、大阪司薬場長、内務省衛生局員、東京・大阪の司薬場長を歴任する。また、長井のドイツからの帰国に際して、受け入れ体制など種々尽力した。さらに、西欧の衛生行政の導入に貢献し、一八八六年に公布されたわが国最初の『日本薬局方』の編纂にも携わった。しかし、「薬律」の起草にあたって、医薬分業をめざしたが果たせず、健康上の不安もあって、以後一切の官職を退いたという。かなり有力な人物と思われる柴田が早々に第一線から撤退してしまったことも、もしかしたら、日本の医薬分業、ひいては薬剤師職の確立に大いに不利に働いた可能性がある。

驚くべきことに、一八八六年に東京大学が帝国大学と改名されるにあたっては、大学における全国でたった一つの薬学教育機関であった製薬学科がいったんは廃止されたのである。この時期、東京大学医学部製薬学科は学生もほとんど集まらず、教員はたったの三人（いずれも助教授）であった。しかも、衛生学の丹波敬三と生薬学の下山順一郎（一八五三－一九一二）は欧州留学中で、丹羽藤吉郎《にわとうきちろう》（一八五六－一九三〇）が一人残されていた。この窮地を救ったのが丹羽助教授で帝国大学医科大学薬学科として復活させた。丹羽は実は新しくできる薬の専門家の名称を薬師としたかったらしい。ただし、丹羽は熱烈な医薬分業論者のため、帝国大学の医学系の教員から睨まれていたという。

丹羽らの希望した薬師では抹香くさいというので薬剤師となったともいわれている。確かに薬師《やくし》では仏様になりかねないが、薬師《くすし》ならばよかったのではなかろうか。ただ、もしかしたら、抹香くさいというのは単なる言いがかりだったのかもしれない。前述のように、わが国では古来「医療＝薬」とみなす伝統があり、「くすし」という名称こそ古来は医師の呼称であった。そこで、実際には、薬師という名称の採用にはその筋の抵抗もあったのではなかろうか。

明治期にはかなり活発な医薬分業論争が起きる。しかし、なんと、「医薬分業をすると二重の支払いとなって貧乏人が医療を受けられなくなるし、医師が薬を手放してしまうと、古くから報酬を薬礼として受け取ってきた医師の生活も成り立たなくなる」として、医薬分業反対の急先鋒の一人となったのは、福沢諭吉であった。福沢は自らが一八八二年（明治一五）に創刊した新聞（『時事新報』）を活用して盛んに持論を展開する（天野宏『明治期における医薬分業の研究』）。すでに、『学問のすゝめ』の出版などでオピニオン・リーダーとなっていた福沢諭吉が医薬分業反対にまわってしまったことは薬剤師側にとって大きな痛手であったに違いない。

当時、大勢いた漢方医には既得権として無試験で西洋医の免許を与える一方、新しくできた資格である薬剤師になるためには、例外なくきわめて難しい資格試験を課していた。したがって、薬剤師は大変に希少価値があるうえに信頼のおける資格であった。しかし、本来の仕事がないのでは、薬剤師を志そうとする者が新たに増えるわけもない。ちなみに、その後一八九九年（明治三二）に東京と大阪で行なわれた薬剤師国家試験の受験者の合計は二〇四名で、合格者は三二名であった。西洋の事物を取り入れることに熱心だったと思われる福沢がなぜ薬剤師が薬局において本来の仕事を専門職としてなりたたせる下地を作っていく発言をしなかったのか不思議でならない。

日本薬局方の制定

医療に用いられる医薬品が、間違っているものであったり、品質が劣るものであってはならない。そこで、これらの正誤や品質を規定しておく必要がある。現代の日本では、医療に繁用される医薬品の品質などを日本薬局方によって国家が規制している。

薬局方を単に医療に用いられる医薬品のリストとみなせば、薬局方の誕生は古代エジプトの『エーベルス・パピルス』の時代までさかのぼる。そこには多くの医薬や毒のある植物についての記載がある。また、古代中国における『神農本草経』も三六五種の生薬の名称やその効能などを記載した点で薬局方の原典の一つと考えてよかろう。『神農本草経』では、生薬を毒性の強弱によって、上薬（上品《じょうほん》）、中薬（中品《ちゅうほん》）、および下薬（下品《げほん》）に分類している。時代が下り、一六世紀の末には『本草綱目』五二巻があらわれる。『本草綱目』においては、薬となる動植物や鉱物など一八九二種の記載がされている。

近代的な薬局方として世界で最初のものは一七七二年にデンマークで公布されたものである。ついで、一七七五年にはスウェーデンでも公布された。日本最初の薬局方が公布されたのは一八八六年（明治一九）のことであり、これは、世界で二一番目に公布された薬局方であった。なお、アメリカ合衆国においては、一八二〇年に最初の薬局方が公布されている。

日本初の薬局方誕生に際しては、一八八〇年に、その意義として、「薬局方ノ儀ハ自国供用ノ薬品ヲ定メ之カ品位強弱ノ度ヲ制スルノ律書ニシテ……」（『日本薬局方五十年史』九頁）

と述べられている。

さて、日本初の薬局方は、一八八六年六月二五日、内務省令第十号別冊（官報第八百九拾四号附録、全七七頁、索引八頁）として公布され、翌一八八七年七月一日から施行された。さらに、一八八八年にはそのラテン語訳本（全二九三頁）も刊行されている。この日本薬局方の草案を作成したのは当時の司薬場教師でオランダ人のゲールツであった。しかし、残念なことに、ゲールツはその完成を見ずに早世してしまう。その後を継いで草案作成の主導的立場に立ったのはやはりオランダ人のエイクマン（一八五一－一九一五、在日期間一八七七－八五）で、日本人としては、前出の柴田承桂らがあたった。

日本薬局方は、当初、不定期の改版が行なわれたが、『第六改正日本薬局方』から『第八改正日本薬局方』の間は一〇年に一度、また、一九七六年に公布された『第九改正日本薬局方』以降は二〇〇六年に公布された『第十五改正日本薬局方』に至るまで五年に一度の改版が行なわれている。日本薬局方の発行年をまとめると以下のとおりである。

一（一八八六）、二（一八九一）、三（一九〇六）、四（一九二〇）、五（一九三二）、六（一九五一）、七（一九六一）、八（一九七一）、九（一九七六）、一〇（一九八一）、一一（一九八六）、一二（一九九一）、一三（一九九六）、一四（二〇〇一）、一五（二〇〇六）、一六（二〇一一）

なお、日本薬局方のほかに『国民医薬品集』と呼ばれたものがあり、日本薬局方を補足する目的で創設された。その第一版（『第一版国民医薬品集』）は一九四八年に刊行されている。『国民医薬品集』は、①日本薬局方に収載される前提にある医薬品、②薬局方からは削除されたが、なおかつ使用頻度の比較的高い医薬品、③重要度は薬局方医薬品よりも幾分下位にあるが、しかしかなり広く使用されるもの、④漢方製剤の処方中にしばしば使用される生薬、⑤薬局における製剤、などを系統的に整理して収載したものである。

その後、一九五五年に『第二改正国民医薬品集』が刊行され、一九六一年には暫定改訂版が刊行される。さらに、大改訂版が一九六六年に刊行されたが、この大改訂版は後に『第七改正日本薬局方第二部』と称されるようになった。そして、『第八改正日本薬局方』から『第十四改正日本薬局方』の公布の際にも、それぞれの薬局方の第二部として刊行され続けたが、二〇〇六年刊行の『第十五改正日本薬局方』においては、第一部と第二部の区別がなくなって一本化された。ただし、生薬等は別項に記載されるようになっている。

『ケミカル・アブストラクツ』

現在、膨大な数の化学物質が動植物から得られ、また、化学合成されている。もし、私たちが、たとえば研究過程で何らかの化合物を得た場合、この化学物質が新規なものか否かを判断するには、アメリカ化学会で一九〇七年から刊行している『ケミカル・アブストラクツ』（*Chemical Abstracts*）を検索すればよい。

『ケミカル・アブストラクツ』は化学に関する二次情報誌で、世界中で刊行された論文（原著論文や特許など）の抄録を、一篇の論文につき五—二〇行程度にまとめたものである。そして、その一ページには約一五—二〇程度の抄録が掲載されている。

現在はA4判の大きさで一〇〇〇ページ前後のものが毎週二冊発行されている。また、これらの内容についての総索引号が、一般項目によるもののほか、著者名や化合物名、分子式などについても作成され、発行されている。さらに、五年ごと（かつては一〇年ごとであった）に、その間の事項を全部まとめた索引号が発行されている。

したがって、これは膨大な情報集であり、近年では一年で図書館の大きな書棚一つに入りきれないほどになる。しかし、研究の新規性（化合物の新規性）を確認するためには、この情報誌で確認する必要があり、化学研究には必須である。ただし、情報量が膨大になってきたため、最近は冊子状になったものよりもコンピュータに収録されたもので検索する使い方の方が一般的になってきている。

近年に至っての新しい有機化合物の増加は凄まじい。そのなかには、薬となって私たちの健康を取り戻すことなどに役立てられるものもあれば、毒となって私たちの健康や生命を脅かすものもある。私たちはこれらのきわめて多量かつ多種類となった有機化合物と今後ともうまくつき合っていかなければならない。

日本の有機化学の黎明期

わが国の近代有機化学の黎明期は、帝国大学医科大学薬学科の長井長義教授のエフェドリン研究と、その少しあとの東北帝国大学理科大学教授の眞島利行（一八七四―一九六二）によるウルシオール研究によって迎えた。長井教授は前述のようにドイツのホフマン教授のもとで研究を続けてきた人物、一方の眞島教授はイギリス留学後、スイスのヴィルシュテッター（一八七二―一九四二）教授のもとでも研究をした人物である。この二つの研究室が日本の有機化学の主な源流となっている。

長井長義らは、漢薬「麻黄」からエフェドリンを単離し、その化学構造の研究に着手する。エフェドリンは、当初、東京衛生試験所技手の山科元忠《やましなもとただ》によって進められていたが、不運にも山科は急逝したので、その研究を引き継いだものである。長井は、エフェドリンの単離を一八八五年（明治一八）に報告し、さらにその化学構造を明らかにした。この研究成果は日本の薬学ならびに近代有機化学黎明期の大きな流れの一つを形成することになった。その後、エフェドリンは喘息の特効薬となることがわかり、人類の福音となる。このように、日本の近代有機化学の流れの一つは薬学分野から始まったといっても過言ではない。なお、エフェドリンの化学変換によって一八九三年に得られたデオキシエフェドリンは後にメタンフェタミンあるいはヒロポンという名前で知られる覚醒剤となった。

一方の眞島利行らによって研究された漆《うるし》は、植物の樹液の形で得たときにはウルシオールと総称される低分子化合物である。よく知られているように、漆の樹液が皮膚につくとかぶれるという毒性を示す。しかし、これを木材などに塗布すると、酵素の助けによって重合して高分子化合物となり、きわめて丈夫な塗膜を作る。そして、もはやかぶれることはない。このように、漆は天然に存在するときは低分子化合物で、加工に際して高分子化合物に変化するという特異な性質を持つ。

日本では青森市の三内丸山《さんないまるやま》遺跡から約五〇〇〇年前の漆製品が出土しており、その歴史の古さがわかる。また、津軽塗、輪島塗、会津塗など、各地に独特の漆器《しっき》があり、各種の食器やテーブル、手文庫などの漆塗り製品がある。さらに、神社仏閣や神輿《みこし》、仏壇などの細工にも多用される。岩手県平泉市の金色堂は近年、大修繕がなされたが、もともとは平安時代の末（一一二四）に上棟されたものである。ここでも大変すばらしい漆細工を見ることができる。

漆器のことを英語で japan と呼ぶことでもわかるように、漆器は私たちには大変馴染み深いものである。このウルシオールの化学構造の研究を行なったのが眞島利行らのグループであり、日本の有機化学の一つの源流になった。眞島らはその後、紅花や紫根の色素の研究なども行なっている。

高峰譲吉とアドレナリン

アドレナリンは、奇しくも前述の長井長義が研究したエフェドリンと化学構造も生物活性もよく似た化合物であった。高峰譲吉（一八五四―一九二二）は後に東京大学工学部となる工部大学校応用化学科の第一回卒業生の一人であり、一八七三年（明治六）入学、一八七九年卒業である。このときの卒業生は二三名であった。当時、工部大学校では卒業生を第一等から第三等にランク付けし、一等で卒業した者にのみ工学士の学位を授与した。このとき、一等の免状を得た者のなかには造家学（建築学）の辰野金吾らがいる。

高峰は化学の六名の卒業者中首席で卒業したが、化学の卒業生はいずれも二等での卒業であった。よって、高峰譲吉も二等免状であり、工学士の学位は与えられなかったことになる。当時は各教育機関ごとに学士号の定めなどに違いがあったようで、前述のように、同じ時期（一八八三）に東京医学校（後の東京大学医学部）を八番で卒業した北里柴三郎は総合成績が乙であったが学士号を得ている。東京医学校では卒業者全員に学士号を授与していたようだ。なお、工部大学校の二三名の卒業生のうち一一名は欧州留学が命ぜられ（石井研堂『明治事物起原』四）、高峰もそのなかの一人であった。高峰は、さらに、後に内務省の職員としてアメリカに出張したことが、その後の運命を変える。

実は二〇〇六年は記念すべき年であった。この年に公布された『第十五改正日本薬局方』においては、『第十四改正日本薬局方』まで使用され続けていたエピネフリン

(Epinephrine) という名称が高峰譲吉の命名したアドレナリン (Adrenaline) に正式に変更されたのである。これは、このホルモンの真の発見者が高峰らであったということが認められたからである。それまでに使用されていたエピネフリンという名称は、一八九九年アメリカのエーベル (一八五七―一九三八) によって命名されたものであったが、彼が得たものは別のものであった。それに対し、一九〇一年、高峰譲吉らがアドレナリンを純粋結晶化したことが再評価されたのである。なお、欧州薬局方では以前からアドレナリンの名称を使用している。

アスピリンとヘロインの誕生

ヤナギ科のセイヨウシロヤナギ (*Salix alba*) の樹皮から一配糖体サリシンが得られ、サリシンの加水分解によって、サリチルアルコールが得られる。さらに、このサリチルアルコールを酸化することによって得られるのがサリチル酸である。

一方、セイヨウシロヤナギとは全く別の植物であるバラ科のセイヨウナツユキソウ (*Filipendula ulmaria*) から得られた一成分は、この植物の旧属名である *Spiraea* に因んで、スピル酸 (Spirsäire, spiric acid) と名付けられた。しかし、その後、この化合物は、先に得られていた前記のサリチル酸そのものであることがわかった。

サリチル酸には解熱鎮痛作用があるが、この化合物は胃を荒らす作用も強い。ところが、サリチル酸の水酸基をアセチル化したアセチルサリチル酸は胃を荒らす作用が弱いうえに解熱鎮痛作用を持つことがわかった。アセチルサリチル酸は前記のスピル酸をアセチル化したものに該当することから、ア（セチル）化されたスピル酸ということで、その語尾を変えてアスピリン（aspirin）という名称も付けられた。すなわち、アスピリンの名称は、［a(cetyl)＋Spir(säire)＋in］に基づく。

実はこの化合物はすでに一八五三年に合成が報告されていた化合物であった（C. Gerhardt, *Ann. der Chemie und Pharmacie*, 87, 149-179（1853））。アスピリンは一八九九年にバイエル社によって製造販売され始め、世界中で広く大量に使用されるようになって現在に至る。

アスピリンは、体内に入ると迅速に分解されてサリチル酸となる。アスピリンは有用な医薬品であるが、もちろん、大量のアスピリンの服用は命にもかかわる。体重六〇キログラムのヒトのアスピリン服用における半数致死量は約二〇グラムである。また、アスピリンは小児に激しい嘔吐、意識障害、痙攣、肝臓障害、低血糖症などのような重篤な副作用を示すことがあり、これはライ症候群と呼ばれている。ただし、アスピリンとライ症候群の関連性についてはまだわからないところもあるという。

なお、アスピリンよりも前に、やはり解熱鎮痛薬であるアセトアミノフェン（タイレノール）が一八九三年から使用されている。タイレノールも大変に信頼されている医薬品であるが、これを大量に服用させて保険金殺人を企んだという事件（埼玉県本庄市保険金殺人事件、一九九九）が発生したこともある。

アスピリンが発売されたのとほぼ同時期の一八九七年には、BASF《バスフ》（Badische Anilin- und Soda-Fabrik）社によるインジゴの生産が開始されている。まもなく二〇世紀を迎えようとするこの時期はまさに近代合成化学工業の幕開けのときでもあった。後述するが、このBASF社による合成インジゴ工業は毒ガスの製造原料も提供することになる。

さらに、やはりアスピリンが発売されたのと同じ時期の一八九八年に、同じバイエル社からモルヒネをアセチル化したヘロインも発売されている。ヘロインは耽溺性の強い麻薬であり、現在、医療に使用されることはない。

日露戦争と正露丸

戦争と医薬品の開発が深いかかわり合いを持つこともある。後に述べるが、抗生物質の再発見や発展は第二次世界大戦と大いに関係があった。

さて、今日でも、食あたりや冷えによる下痢、そして歯痛などによく使用される「正露丸」（大幸薬品）という医薬品がある。今でもポピュラーなこの医薬品は、日露戦争（一九〇四―〇五）の開戦二年前の一九〇二年に発売された。日本の軍隊にとって、当時は衛生状態の悪い外地においては、戦死より病死の方が多いというありさまであった。この状況下、クレオソート（木クレオソート）を主原料とした「正露丸」が開発されたのである（森口展明他

『薬史学雑誌』四二巻、一一〇頁)。

陸軍ではこの丸薬を「クレオソート丸」と呼んでいた。森林太郎(鷗外)ら陸軍の軍医たちは、脚気が未知の微生物による感染症であろうという仮説を確信していた。そこで、強力な殺菌力を持つ「クレオソート丸」は脚気に対しても有効であるに違いないと考え、日露戦争に赴く将兵に連日服用させた。当初は時代背景もあって、ロシア(露西亜)を征伐するという意味で、この丸薬には「征露丸」という俗称が使われた。もちろん、この薬は脚気には効果がなかったが、その止《し》瀉《しゃ》(下痢どめ)作用や歯痛を抑える効果は帰還した軍人たちによって喧伝《けんでん》され、「露西亜を倒した万能薬」としての地位を確立する。

しかし、第二次世界大戦後、国際信義上「征」の字を使用することは好ましくないということになって、「征」を「正」に変え、「正露丸」という名称が使われるようになる。その後、一九五四年に大幸薬品により商標登録された「正露丸」という名称の商標登録権についての争いがあったが、結局、一九七四年に、「クレオソートを主剤とした整腸剤の一般的な名称として国民に認識されている」という最高裁の判決があり、特許庁が「正露丸」を固有の商標とした一九五四年の審決は取り消されることになった。そのためもあり、現在はさまざまな「正露丸」が出現している。

二度の世界大戦と生物化学兵器

近代有機化学の発達は科学の各方面への応用を可能にしたが、まさにそれは近代有機化学の光と影とでも呼ぶべきものであった。近代を迎えた世界では、国と国との間の争い（戦争）が頻繁に起こり、戦争に科学（化学）を応用しようという動きが出現した。その結果が、新しい毒の利用法の発見、つまり生物化学兵器の開発となった。

生物化学兵器の当初の目的は相手に戦意を喪失させることにあった。その起源は意外に古く、紀元前五世紀のアテネとスパルタとの間で戦われたペロポネソス戦争に始まるといわれる。スパルタ軍は城に立てこもったアテネ軍に対し、硫黄やピッチを薪で燃やして、いわゆる燻《いぶ》り出し攻撃をかけた。また、より牧歌的で原始的な生物化学兵器としては戦意喪失のためにヒトを含む動物の糞便をばらまく方法もあった。

現在では、核（Atomic）兵器、生物（Biological）兵器、および化学（Chemical）兵器のそれぞれの頭文字をとって、ＡＢＣ兵器ということがある。そのなかでも、化学兵器および生物兵器は開発や製造コストが安く、また小規模な施設で秘密裏に開発製造することも可能であるために貧者の核兵器ともいわれる。もとより人道的な兵器などは存在するわけがないが、ＡＢＣ兵器はいずれも不特定多数の非戦闘員に対しても害毒をもたらすという点で兵器のなかでもさらに非人道的である。しかも、その制御が困難であることから、開発・応用してはいけない兵器であるとされている。化学兵器については、第一次世界大戦後の一九二五年のジュネーヴ国際会議で使用禁止の決議がなされた。

ハーバー（一八六八―一九三四）は、空中窒素の固定法であるアンモニア合成法を一九〇七年に開発した。この業績でハーバーはノーベル賞を受賞する。しかし、ドイツへの愛国心から、毒ガス研究の指揮をとったのもハーバーであった。

ドイツ軍は、第一次世界大戦（一九一四―一八）中の一九一五年にベルギーのイープルでフランス軍に対して塩素ガスを使用した。この時は、中毒者一万四〇〇〇人、死者五〇〇〇人といわれる。一九一七年、ドイツ軍は再度イープルで毒ガスを使用した。今度は有機合成された毒ガスであった。イギリス軍はその特異な臭いからこの毒ガスを「マスタードガス」と呼び、フランス軍からはイープルに因んで「イペリット」と呼ばれることになる。この化合物（$(ClCH_2CH_2)_2S$）は、すでに一八五九年にドイツで合成されていた油状の液体であった。イペリットは糜爛《びらん》剤に分類される。また、ゴムに対して浸透性があり、ゴム引き布による防護服では十分な防御ができない。イペリットの合成原料であるエチレンクロロヒドリン（$ClCH_2CH_2OH$）は前出のBASF社がブルージーンズなどの染色に用いられる合成染料である合成インジゴ製造過程で大量に作り出していたものであった。

一九四三年、イタリアのアドリア海でイペリット一〇〇トンが流出する事態となった。調査の結果、その周辺の住民の白血球が減少していることがわかった。そこで、イペリットや類縁のナイトロジェンマスタード（たとえば、HN－2と呼ばれる（$(ClCH_2CH_2)_2NCH_3$など）は白血病の治療に使えるのではないかということになった。そして、実際にナイトロジェンマスタードは抗癌剤（抗白血病薬）として実用化されるに至った。毒から薬への転換の例である。このように、毒ガスの研究も人類の役に立つ研究になり得た。科学はどう使うかによって、人類に対する福音ともなり、脅威ともなるのである。

なお、初めて毒ガスが使用された少し後の一九二四年、ナチス・ドイツの総統ヒトラー（一八八九―一九四五、総統在任一九三四―四五）は刑務所（特別待遇を受けていた）でユダヤ人排撃を中心とする『わが闘争』を口述筆記によって執筆していた。愛国心のために毒ガス研究に手を染めてしまったハーバーは、その後、ユダヤ人であるがために、ヒトラーによって国を追われることになる。なお、ヒトラー支配下のドイツでは、液化青酸ガスであるチクロンBが大量殺人に使われたという暗い歴史がある。チクロンBはアウシュヴィッツでユダヤ人の大量虐殺のために使われた。この使い方は化学兵器の使い方とは多少異なるが、化合物を使っての非人道的大量殺人という点では全く同じである。

化学兵器は当初の塩素ガスに始まり、ついでイペリットのような糜爛剤となったが、さらにナチス・ドイツにおいて神経ガスへと発展していく。現在知られている神経ガスにはサリンやソマン、VX、タブンなどが挙げられる。神経ガスの第一号となったタブンはナチス政権下のドイツにおいて農薬の開発過程で生まれた。すなわち、一九三七年、ドイツのシュラーダー（一九〇三―九〇）は殺虫剤の開発過程で、人間にも瞳孔縮小や呼吸困難などの重篤な作用を有する化合物を見いだした。それがタブンであった。この話がナチス政権に伝わり、彼は毒ガスの研究に着手することになった。そして、一九三八年にできたのがサリンである。サリン（sarin）とは、その開発者となったシュラーダーら四人の名前（Schrader/Ambros/Rüdriger/Linde）の一部を組み合わせた名称である。一方、ソマンは一九四四年に第二次世界大戦末期のドイツで、また、ＶＸは一九五二年にイギリスで発見され、アメリカで開発された。

これらの神経ガスの化学構造は、有機リン系農薬のパラチオン（急性毒性が強く特定毒物に指定され、一九七一年に使用禁止となった）や、ＤＤＶＰ（ジクロルボス）およびマラチオン（急性毒性は低い）、ならびに家庭園芸でもよく使われるオルトランの主成分Ortho 12420（acephate）の化学構造などと互いによく似ている。

一九九五年三月二〇日、地下鉄サリン事件という未曾有の事件が東京で起き、サリンによって五五〇〇人もの一般市民が被害を受けた。私たちはつい、五五〇〇人という死者や重軽傷者の数のみが頭に入るが、その一人一人の被害者と家族に人生がある。村上春樹の『アンダーグラウンド』は、そのことを示している。

一方、生物兵器として主に使用されるものは、炭疽菌やコレラ菌、ペスト菌などの細菌である。これらの菌がヒトに対して害作用をおよぼす場合、化学物質である毒素を産生するからである。したがって、生物兵器と化学兵器の区別はあいまいなところもある。

なお、生物化学兵器を組織的に大がかりに研究した例として、第二次世界大戦時に満洲で行なわれた旧日本陸軍の731部隊の例がある。731部隊においては細菌兵器の開発やその人体実験も手がけたといわれ、その非人道的な実態が明るみに出て人々を震撼させた。さらにわが国でも分子中に砒素原子を含む糜爛性の毒ガスであるルイサイト（$ClCH=CHAsCl_2$）が製造された歴史がある。ルイサイトは第一次世界大戦末期にアメリカとドイツでほぼ同時に開発されたもので、日本では、一九三〇年（昭和五）以降、広島の大久野島《おおくのしま》で製造された。

ハーバーと星一とモルヒネ

日本で近代企業としてモルヒネの製造を初めて行なったのは、星一《ほしはじめ》（一八七三―一九五一）の星製薬所である。福島県出身の星一は東京商業学校を卒業し、さらに、米国のコロンビア大学で経済学と統計学を学んだ後、日本で星製薬所を創業し、外用薬のイヒチオールを発売したりして財を成した。星一は、ショートショートで有名な作家の星新一（一九二六―一九九七）の父君にあたる。そして、星一が一九一一年（明治四四）に社内に設けた教育部門から発展したのが現在の星薬科大学である。

星は、政友会の後藤新平（一八五七―一九二九）と交遊があった。そして、星は台湾産の阿片を原料としてモルヒネ製造をしていた。ところが、後藤の政敵である憲政会の加藤高明（一八六〇―一九二六）が首相に就任すると、「星製薬事件」と称する奇怪な事件が発生する。

一九二五年（大正一四）、星が阿片密輸容疑で起訴されたのである。一審は有罪であったが、二審では無罪となった。結局冤罪《えんざい》と思われるのだが、このために星製薬の事業は大打撃を受けてしまう。この過程については、星新一による『人民は弱し　官吏は強し』に詳しい。

星一は科学者のパトロンともなった。たとえば星は、前述の空中窒素固定法などで有名なハーバーを一九二四年に自費で日本に招いている。ハーバーは、徳川時代の長い鎖国を経ながらその後急速にしかも自前で近代化をなしとげた日本に深い感銘を受け、この国に大きな可能性を感じたという。そして、星の肝煎《きもい》りで日本とドイツの文化交流を行なう機関として、一九二六年五月にベルリン日本研究所（日本学院）が開設されたが、ハーバーは自らこの研究所の所長となったのである。一年後には東京に姉妹機関として、日独文化協会が発足した。

一方、このベルリン日本研究所設立の時期は、星にとって「星製薬事件」のまっただなかにあった。そのため、資金に窮した星は自宅を抵当に入れてまで金を作り、一九二六年のベルリン日本研究所の開所に間に合うように寄付金の最終部分を送金したという。さらに、これもあまり知られていないが、星一は同郷の野口英世の凱旋帰国の際にも五〇〇〇円という大金を拠出した。このように星一は一企業の経営者としてのみならず、種々の文化活動にも大いに力を尽くした人物でもあった。

3　種々の疾病に対抗する療法の黎明

北里柴三郎と破傷風菌純粋培養、破傷風およびジフテリア免疫療法

結核菌やコレラ菌を発見したコッホのもとに留学していた北里柴三郎は、破傷風菌の純粋培養に成功した。破傷風菌は土中に存在して、汚れた傷口から感染し、深部で壊死を惹き起こす。この菌の毒素（テタヌストキシン、分子量約一五万のタンパク質）は神経毒で、神経筋接合部から神経終末に入り込み、軸索をゆっくり（毎日七五ミリメートル程度）と脊髄の方に移動し、数日から数週間かけて脊髄に到達したところで毒性を示す。そのため、破傷風菌の感染で神経障害が発症するのには時間がかかる。

一方、北里はベーリング（一八五四－一九一七）とともにジフテリアの研究にもあたった。ジフテリアとは、ジフテリア菌の感染により、主として呼吸器の粘膜が侵される急性の伝染病である。この菌の作り出す菌体外毒素は心筋障害、腎障害、神経障害などを起こし、全身状態の悪化から一－二週間で死亡することもある。しかも、感染すれば死亡率四〇パーセントにも達するといわれた。

北里とベーリングは、ウマにジフテリア毒素を少量ずつ注射して免疫し、その血液から血清を精製して、抗毒素血清を作り、これを応用したジフテリアの治療法（血清療法）を開発した。この研究は、北里・ベーリングの共著で一八九〇年に発表され、この業績は一九〇一年の第一回ノーベル生理学・医学賞の受賞対象となる。しかし不思議なことに、この賞はベーリングの単独受賞であった。ジフテリアの血清療法は実は北里が考案した破傷風の免疫療法の発展であり、いわばジフテリアの血清療法の創始者は北里であった。したがって、このノーベル賞の受賞者から北里を外すということは納得のいかないことである。ベーリングはさまざまな政治的方法を駆使してこのノーベル賞の単独受賞に至ったというが、この時期の日本とドイツの国力の差や、当時のアジア人種に対する蔑視などが、この不公平な受賞に影響を与えたことは間違いないだろう。ただし、ベーリングは受賞に際し、この業績は北里あってのものであったと述べたとされている。

エールリッヒと化学療法

細菌学の発展により、今度は感染症の予防・治療法が考えられるようになる。その方法としては、コッホのもとに留学中の北里柴三郎らにより開発されたジフテリア抗毒素のような免疫学的方法のほか、ヒトにとっては毒性が少ないが、病原微生物にとっては毒であるという選択毒性を持つ化学物質を積極的に医療に応用するという方法も考えられた。これを「化学療法」といい、使用される薬剤を化学療法剤という。化学療法剤はまたの名を「魔法の弾丸」（magic bullet）ともいった。化学療法剤の考え方はやがて抗生物質の発見につながっていく。

化学療法は、コッホの弟子のエールリッヒによって展開された。そして、エールリッヒは一九〇四年には睡眠病の病原体である血液寄生性の原虫トリパノソーマに選択的に毒性をもつトリパンロートを発見し、また、一九一〇年には梅毒の治療剤となるサルバルサンを発見した。前者の研究には北里柴三郎の弟子の志賀潔、後者にはやはり北里の弟子の秦佐八郎がそれぞれエールリッヒのもとに留学中に協力して成果を挙げている。

化学療法は、さらに抗生物質の発見により飛躍的な進歩をとげて現在に至っている。ついに人類は結核や梅毒などの大きな脅威から免れることに成功したのである。また、科学の発展で、伝染病や毒は、神仏のなせる不思議ではなく、科学的に証明できることがわかった。そして、少なくとも伝染病については、病原菌の存在がわかった時点で科学的説明がついた。しかし、毒の科学的説明についてはさらに近代有機化学の発展を待つ必要があった。

鈴木梅太郎とビタミンB_1

有毒成分は体内に入ると悪さをする。これに対して、この時代には、体内に不足することによって健康に悪影響の出てくる化合物の存在が発見された。その一つが前述のホルモンであり、また、ここに述べるビタミンである。ホルモンもビタミンも体に必要な微量物質であるが、ホルモンとビタミンの違いは、アドレナリンのようなホルモンが体内で合成されるのに対して、ビタミンは外部から取り入れなければならない必須の微量成分であるという点である。そして、ホルモンもビタミンもその最初のものは明治時代の日本人が発見した。

ビタミンのなかで最初に見つかったのが、現在ではビタミンB_1と称されている化合物である。発見したのは鈴木梅太郎（一八七四－一九四三）であり、その発表は一九一〇年（明治四三）のことであった。

ビタミンB_1が不足すると脚気（べりべり beriberi）となる。このことは今では常識となっているが、当時は原因がわからず、脚気は脚気衝心《しょうしん》（脚気に伴う急性の心臓障害）を起こして死に至る、大変に恐れられた病であった。なお、当時の陸軍においては、脚気の原因は未知の脚気菌であろうと推定していた。前述のように、これに真っ向から反論したのが北里柴三郎であった。北里は自分の細菌学研究の見地から、この病気が病原菌によるものでないことを早くから見抜いていたが、その原因はなかなかわからなかった。

一九一〇年（明治四三）、東京大学農科大学教授の鈴木梅太郎は、東京化学会（現在の日本化学会）において、ニワトリの脚気に有効な成分を米ぬかと米胚芽から抽出し、これをベリベリに対抗するという意味でアベリ酸と名付けて発表した。この研究は翌年論文としても発表されている（U. Suzuki, T. Shimamura, *J. Tokyo Chem. Soc.*, 32, 4（1911））。後にこの化合物は塩基性成分であることがわかり、イネの学名 *Oryza sativa* に因んでオリザニン（Oryzanin）と改名された。この発表こそ、世界に先駆けたビタミンの発表であった。

しかし、当時は脚気は脚気菌によるものであるという説が森林太郎軍医総監はじめ医学界では支配的であり、ましてや、「農学者であって医学者ではない」鈴木によるヒトの病気に関係する報告には耳を貸さないという風潮すらあって、この見事な業績は評価されずにいた。

一方、ロンドンのリスター研究所において、フンク（一八八四－一九六七）らも米ぬかから鳥類の白米病に同様な活性を示す成分を抽出した。そして、これが塩基性を示すことから、生命に欠くことができない（vital）アミン（amine）ということで、ビタミン（vitamine 後に vitamin B_1 と改名）と命名され、発表された（C. Funk, *Brit. Med. J.*, II, 787（1912））。

明らかに鈴木の発表はフンクの発表に先行するものであったが、日本国内での偏狭な医学者たちの支持が得られなかったことも祟ってか、現在では、国際的にはフンクの業績とビタミンB_1という名前のみが残っている。

なお、このこともあまり知られていないが、一九三六年（昭和一一）にビタミンB_1の正確な化学構造を世界で最初に提出したのも日本人であり、それは、当時大連医院（満鉄病院）に勤務していた牧野堅（一九〇七－九〇）らである（K. Makino, T. Imai, *Hoppe-Seiler's Z. Physiol. Chem.*, 239, I（1936））。

インスリンの発見

かつて、糖尿病は必ず死に至る病だと恐れられていた。しかし、インスリンが発見され、人類はこの状況から抜け出すことができた。

インスリンの発見は、一九二〇年一〇月のバンティング（一八九一－一九四一）の突飛ともいえる発想に始まる。一九一六年にトロント大学で医学を修めた彼は、はやらない開業医をしていた。バンティングはこのアイディアをトロント大学の炭水化物代謝の権威であったマクラウド教授（一八七六－一九三五）に相談したものの、なかなか受け入れてもらえなかった。しかし、粘り強く交渉した結果、一九二一年夏の教授の二ヵ月のスコットランド行きの休暇の間に、実験室と実験助手、そして一〇匹のイヌを使わせてもらえることになった。この際、コインの裏表による籤引《くじび》きでバンティングの助手を務めることに決まったのがベスト（一八九九－一九七八）である。

彼らは、短期間の実験のうちに膵臓《すいぞう》から糖尿病のイヌに注射すると血糖を下げる活性のある物質を発見した。この化合物は後にマクラウドによってインスリンと命名される。

予定の二ヵ月が過ぎてこの研究に若干の目処《めど》がついたころ、この研究にはバンティングの要望で、マクラウド教授と生化学者のコリップ（一八九二－一九六五）が加わった。そして、プロの生化学研究者のコリップが参加することによって、より純度の高いインスリンの調製に成功することができた。また、コリップはインスリンによって肝臓がグリコゲンを生成できるようになることも発見した。このような状況から、いつのまにか、この研究は、マクラウドの主導のもと、プロの研究者のコリップがリードする形となり、バンティングとベストは彼らの助手扱いとなっていた。そのため、バンティングおよびベストとこの二人との間は決裂し、バンティングに暴力を振るわれたコリップはチームを去った。インスリンは一九二三年にはアメリカのイーライ・リリー社によって商品化される。

早くも一九二三年に、この成果は、カナダ初のノーベル賞(生理学・医学賞)に選ばれる。受賞者はバンティングとマクラウドであった。バンティングはマクラウドも受賞者になると聞いて激怒し、ベストこそ受賞にふさわしいとし、ベストに賞金の半額を与えると宣言した。これに対し、二週間後、マクラウドもコリップに賞金を半額分け与えると発表する。

バンティングは議会で終身年金を受領することが決まり、しかもわずかしか得られないインスリンの管理もしており、絶大な権力を握ることになった。彼は、やがて、マクラウドへの敵意をあらわにするようになり、さまざまな罵詈雑言《ばりぞうごん》を浴びせ始める。ことあるごとに批判されたマクラウドは耐えきれず、一九二八年にはついにトロント大学退職に追い込まれ、イギリスに戻り、母校であるアバディーン大学教授となった。その後、小腸の糖吸収などの研究のほか、医学教科書の執筆でも評価された。そして、トロントでの出来事は決して口にすることがなかったという。彼の温厚な人柄は学生や同僚たちに好評であった。

一方、当のバンティングはといえば、トロント大学構内にバンティング・ベスト研究所が設けられたものの、今度は自分の名がベストと対等に扱われていることを快く思わなかったらしい。この研究所は、その後さしたる成果を挙げることがなかった。そしてバンティングは一九四一年、軍医として戦地に赴く途中、飛行機の墜落で死亡した。

バンティングがコリップと和解し、一九四一年二月にモントリオールのホテルで会ったとき、バンティングはコリップに「インスリン発見の功績の八〇パーセントは君、一〇パーセントがベスト、そして、残りがマクラウドと私だ」と語ったという。それはバンティングが事故死する五日前のことであった。

ところで、ベストはその後マクラウドの後任としてトロント大学教授となった。しかし、彼にはいつもバンティングと名声を分かち合わなければならないという運命が待っていた。バンティングはベストの擡頭を警戒し、一方のベストは無知で粗暴なバンティングを尊敬していなかった。しかし、この緊張関係もバンティングの死によって解消し、その後ベストは、ヘパリンの単離その他の研究で評価もされ、晩年に至って、ようやく平穏な研究生活を送れることとなったという。

後年、マクラウドはインスリンの発見において、ノーベル賞にうまく乗ったように言われることもあった。しかし、研究を遂行するうえで、マクラウドがいなければ重要な役割を果たした生化学者のコリップが研究チームに加わることもなかったろうし、イーライ・リリー社が早々に商品化に踏み出すこともなかったかもしれない。さらに、マクラウドがインスリン抽出・精製から臨床試験までに至る全研究体制をうまく組織化しなかったならば、もとよりこの研究がまとまることはなかったと思われる。

抗生物質の発見と再発見

一九二九年、イギリスのフレミング（一八八一―一九五五）によってペニシリン発見の論文が学術誌に発表された（*Brit. J. Exp. Path.*, 10, 226（1929））。地味な報告であるが、内容的には充実した論文である。この論文では、シャーレに生えたアオカビがブドウ球菌の増殖を顕著に抑制する物質を生産していることや、この活性成分にペニシリンという名称を与えたことを述べたほか、各種の菌やカビに対するペニシリンの効力を比較し、現在でいう抗菌スペクトルも示している。

この論文は一九三〇年代の末にフローリー（一八九八―一九六八）やチェイン（一九〇六―七九）によって見いだされ、抗生物質の再発見となる。このアオカビ由来のペニシリンは戦争中の兵士の怪我の化膿止めに著しい効果を示し、また、肺炎や敗血症から多くの命を救った。フローリーとチェインはフレミングとともに一九四五年のノーベル生理学・医学賞を受賞した。

ただし、ペニシリンは結核菌には効果がない。結核菌に効果のある医薬品としては、それまでに、一九四三年に発見されたパラアミノサリチル酸（PAS）があり、その後、イソニアジド（INH）が一九五二年に発見されたが、結核菌に効果のある抗生物質の嚆矢は、放線菌由来のストレプトマイシンである。ストレプトマイシンは、一九四四年にワクスマン（一八八八－一九七三）らによって報告された。ワクスマンはストレプトマイシンの発見で一九五二年のノーベル生理学・医学賞を受賞した。なお、近年発見されている抗生物質の生産菌のほとんどは土壌に棲息する放線菌である。

ある化合物が医薬品となるためには、その化合物を必要とする患者に必要なだけ供給できるという条件が必須である。ペニシリンも、十分に供給できるようになるまでには悲劇も起きた。たとえば、ある敗血症の患者に精製ペニシリンを投与して劇的な症状の改善が見られたが、完治するまで投与を続けられるほど精製ペニシリンの生産が間に合わず、その患者が死亡してしまうという事例もあったという。

一方、わが国では戦時中はペニシリンという単語は敵性語として使用できなかったため、ペニシリンに碧素《へきそ》という和名を付けて研究が進められた。そして、潜水艦で密かにもたらされたという「キーゼの総説」と呼ばれていた論文（M. Kiese, *Klinische Wochenschrift*, 22, August 7（1943））をもとに、ペニシリンの研究が行なわれた。この碧素研究に参加した抗生物質研究者のなかには、後にカナマイシンやブレオマイシンなどを発見する梅沢浜夫（一九一四－八六）らがいた。

第5章　現代の毒と薬

現代科学の発展は毒や薬の面でも目覚ましく、私たちはその恩恵を享受している。しかし一方では、現代に至り、科学の発展による新たなひずみが方々で出てきたのも事実である。

有機化学や微生物学、抗生物質学の発展、遺伝子工学の勃興とその発展は、私たちにそれまでは全く手の施しようのなかった病気の治療法を与えてくれた。近代から現代のはざまで見いだされた抗生物質はそれまでには医薬品の対象とは考えていなかった微生物の代謝産物を医薬に応用するというもので、この発見により、人類は肺炎や結核などに薬で対処する方法を手にしたのである。

しかし、皮肉なことに、抗生物質が容易に手に入り、多用されるようになると、抗生物質に対する耐性菌が出現するという新しい事態に至った。また、前章の冒頭でも述べたが、病の恐れから解放してくれたはずの細菌学や有機化学の発達が、細菌を使ったテロや、化学兵器の開発といった想定外の問題も生むこととなった。さらに、エイズやエボラ出血熱、新型インフルエンザ、BSE（狂牛病）のような新しい病気も出現した。また、血友病の患者にとって血液製剤の出現は福音であったが、血液製剤にエイズを発症させるHIVウイルスが混入し、そのために、血友病患者のなかにエイズを発症するという新手の薬害も発生した。これは以前には全く考えることのできなかった疾病の伝播の仕方といえる。

現代に至ると国際交流は一段と進み、電話はもとより、インターネットで情報は瞬時に世界中を飛び交う。情報とともに、航空機の発達で、物や人の流れも速く、病原菌や毒もあっという間に世界に広がってしまう世の中となっている。よって現代では、もはや毒や薬に関することがらを地域別に述べる意味はない。

一方、合成化学によって生まれた医薬品の多くは当初から医薬を目的とする化合物を作り出し、それを医療に応用するというものである。これらの医薬品の登場は、妙な言い方であるが、薬は薬であるという錯覚を人間にもたらしたような気がする。偶然や試行錯誤の結果として見いだされた薬とは違って、はじめから薬をめざして作られた化合物が多いからである。現代社会において、医療に応用される薬のかなりの部分を化学合成薬品が占める。はじめから薬としての効果を期待して誕生させた化合物（医薬品）に、もしかしたら毒になるかもしれないという認識、あるいは、使い方を誤ると毒であるという認識は持ちにくいかもしれない。しかし、常にこの認識は持っていなければならない。

現代のわが国における毒や薬について考えをめぐらすとき、もう一つ着目しておいていただきたいことがある。それは、海外の先進国と比べて基本的な点ですっかり後れをとってしまった日本の医療制度についてである。日本の医療は、古代に中国の医療を取り入れ、江戸時代まで応用し、また、改良してきたが、江戸時代には蘭方と呼ばれたオランダ医学も取り入れられて並立した。ところが、明治政府はドイツ医学を導入することとし、それまでの主流だった漢方医学を突如排除してしまった。さらに第二次世界大戦後の現代は、科学のリード役はヨーロッパからアメリカに移り、日本の医学もアメリカ医学に傾倒することになった。しかし、西洋医学では対応しきれない病状もあり、近年に至って、再度、漢方が見直されている。

このように、日本の医療はその時代の都合で、断続的かつ、つまみ食い的に海外の事物を取り入れたり排除したりしてきた。つまり、総合的な独自の発展がなかったといえる。そのために起きている不都合も多々ある。たとえば、西洋医学の学問や技術面の導入には成功した。日本の医学および薬学は世界最高の水準にあるといって間違いない。しかし、医療システムの導入には失敗した。たとえば、漢方の長い影響下にあったわが国では効果的な医薬分業がなされず、薬は医師から交付・投与されるものであり、また、医師に対する報酬は薬礼であるという意識が今日まで抜けきらないことの問題点はすでに述べたとおりである。

1　抗生物質の再発見と発展

ペニシリンの再発見と放線菌由来の抗生物質

一九二八年のフレミングによるペニシリンの発見とチェイン、フローリーらによるペニシリンの再発見については前章で述べた。

アオカビ由来のペニシリンや関連の抗生物質は肺炎や黄色ブドウ球菌による感染症などに著しい効果を示したが、結核には効かない。結核に効果のある抗生物質として最初にあらわれたのはストレプトマイシンで、一九四四年のことであった。ワクスマンらによって発見されたストレプトマイシンはカビではなく放線菌由来の抗生物質である。これ以来、多くの抗生物質が各種の放線菌の培養物から発見され、現在新たに発見されている抗生物質の主流は放線菌由来のものとなっている。

戦前から種々の感染症に悩まされてきた日本では、医師たちが、次々に登場する抗生物質の使用に頼るようになった。そして、セファロスポリン系抗生物質の開発の成功などに触発され、一九七〇年代から八〇年代のなかばまで、日本は、医薬品のなかで抗生物質の生産高が世界で最も多いという抗生物質ブームを惹き起こした。抗生物質大国とまでいわれるようになったのである。

抗生物質の発見は医薬品の歴史を根底から変えたといっても過言ではないだろう。抗生物質の出現によって、人類は結核をはじめとするさまざまな病魔から救われた。ところが、人類の病気の退治に大変に役に立っている抗生物質について、新たな問題も出現している。特に問題となっていることは、ＭＲＳＡ（Methicillin Resistant *Staphylococcus aureus*）やＶＲＥ（Vancomycin Resistant Enterococci）といった、抗生物質に対して抵抗性を持つ菌が出現したことである。前者は院内感染で最も問題となっている耐性菌の一つであり、たとえばペニシリンＧのような天然由来のペニシリン類の化学構造の一部に変化を加えて強力にしたメチシリンという抗生物質も効果を持たない黄色ブドウ球菌ということになる。一方、後者はバンコマイシンすら効果を示さない腸球菌である。

黄色ブドウ球菌はヒトの常在菌の一種であるが、多様に分化しており、なかにはいろいろな毒素を作り出すためにトキシックショック症候群を起こすものもある。トキシックショック症候群になると血圧が著しく低下して血液の循環不全を起こす。一九八〇年のアメリカでは、市販の女性の生理用品（タンポン）がこの菌に汚染され、そのために三六人もの女性がショック症状を示して死亡する事件も発生した。

他方の腸球菌は一般に病原性が弱く、ヒトの腸の常在菌である。しかし、骨髄移植や臓器移植を受けたため免疫抑制剤を投与されている場合や抗癌剤を投与されている場合などに感染が起きる場合がある。この菌にはアンピシリンやアミノ配糖体の併用が効果的とされるが、これらが効かない場合、最後の切り札として使われるのがバンコマイシンである。だから、バンコマイシンが効かないということは重大なことなのである。一九八六年にフランスと英国でほぼ同時にバンコマイシンが奏効しない腸球菌が感染治療中の患者から発見された。

抗菌作用を目的としない抗生物質

ワクスマンは一九四九年に、抗生物質を「微生物が生産して、他の微生物の成育を阻止し、または死滅させる化合物」（S. A. Waksman, *Science*, 110, 27（1949））と定義しているが、現在では微生物が生産する生物活性成分（抗生物質）の応用が多方面に広がり、全く抗菌作用を示さない「抗生物質」もたくさんある。

抗癌性抗生物質と呼ばれる抗生物質のなかには抗菌活性も合わせ持つものもあるが、その目的とする活性は抗菌活性ではなく、癌細胞を退治することにある。このような抗生物質のなかで、ブレオマイシンは梅沢浜夫のグループが発見した。また、マイトマイシンCを発見したのは北里研究所の秦藤樹《とうじゅ》（一九〇八－二〇〇四）のグループである。秦藤樹はエールリッヒとともにサルバルサンの発見にあたった秦佐八郎の娘婿で、後に北里研究所の所長となる。また、北里研究所元所長の大村智《さとし》（現・学校法人北里研究所名誉理事長、一九三五－）らとメルク社により発見されたエバーメクチンおよび関連化合物は、イヌのフィラリアの特効薬であるばかりでなく、アフリカ大陸の風土病であるオンコセルカ症（河川盲目症）にも著効を示す。

そのほかにも、免疫抑制を目的としたタクロリムス（FK-506）や、コレステロールの生合成阻害活性のあるメバロチンなどのさまざまな目的を持った抗生物質が相次いで発見・開発されている。

2　精神を左右する毒と薬

麻薬、覚醒剤、大麻

日本の薬学の黎明期に喘息の特効薬であるエフェドリンが発見され、このアルカロイドの化学構造研究中に、その化学変換によって覚醒剤であるメタンフェタミン（ヒロポン）も生まれたことは前章に述べたとおりである。著名な向精神物質には、覚醒剤のほか、天然由来のアルカロイドの化学構造に少し人の手を加えたものが多い。たとえば、ヘロインやLSDは、それぞれ、モルヒネおよび麦角アルカロイドに化学変換を加えた化合物である。これらの向精神物質は近代有機化学がなければ出現しなかった。

現代では、ヒロポンや、ヒロポンに類似したアンフェタミンは全合成によって作られているし、これらの覚醒剤に類似した化学構造を持つアダムやイブ、ラブなどのデザイナーズドラッグと呼ばれる化合物も跋扈《ばっこ》している。また、サイロシビンやサイロシンのような向精神物質を含むマジックマッシュルームと称される毒きのこがインターネットを通じて販売されて問題になるなど、時代を経るにしたがって、新たな問題が生じるという経過をたどっている。これらの向精神薬は脳内伝達物質であるアドレナリンやドパミン、セロトニン、GABAなどと分子構造の一部が類似していることに注目していただきたい。

コカインはコカノキの葉から単離されるアルカロイドである。南米のボリビアなどでは現在でもコカノキが合法的に栽培され、また、コカの葉が売買されている。現地では今でもコカの葉のお茶は高山病には効果があるということで、重宝されているのである。写真はボリビアの鉱山の労働者が手に持っているコカの葉である（写真提供：ボリビア在住の小森ウゴ氏）。皿に載っている棒状のものはレヒアという植物の灰を水で練り固めたもので、コカの葉と一緒に口に含んで噛む。また、特にコカの摂取とは関係なさそうだが、写真で見るように、この際には、紙巻きタバコも一緒に売られるという。

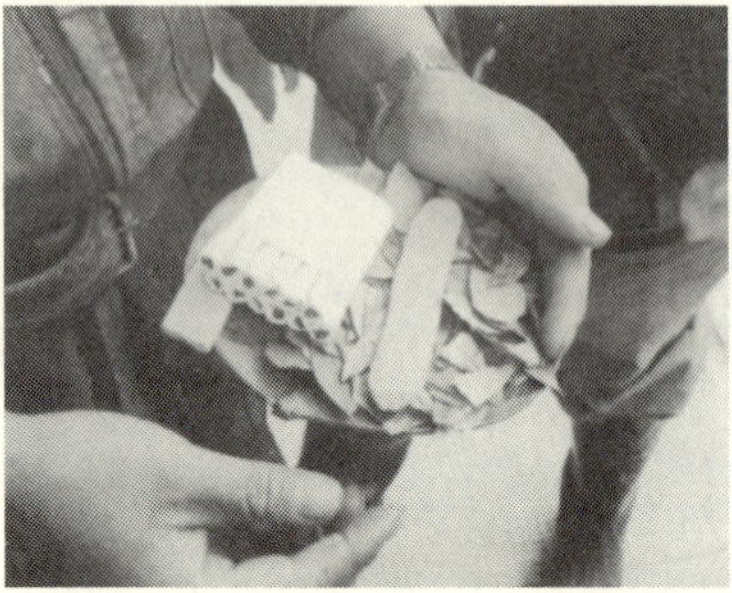
コカの葉とレヒア（小森ウゴ氏提供）

コナン・ドイル（一八五九―一九三〇）の小説に出てくる名探偵シャーロック・ホームズはコカインを使用しているし、精神分析で有名になったフロイト（一八五六―一九三九）はコカインをモルヒネ中毒の治療に応用しようとして失敗したことをきっかけとして、精神分析の道に入ったという。また、現在は入っていないが、発売当初のコカ・コーラにはコカの葉が配合されていたのでこの名が付いた。コカは人々の生活のなかにあったのである。ところが、現代の先進国においては、精製されて大量に服用されるようになったコカイン中毒は大きな問題となっている。一方では、コカインには向精神作用のほかに局所麻酔作用もあることが知られている。そして、コカインの化学構造をヒントにして創製されたのが化学合成局所麻酔剤のプロカインやリドカインであり、これらは歯科領域などで使用されている。

麦角アルカロイドと聖アンソニーの火の関係、および、麦角の子宮収縮作用を産婆が応用していたことについては第2章で述べた。その後、麦角アルカロイドの子宮収縮成分としてエルゴトキシンなどが単離され、サンド社のA・ホフマン（一九〇六－二〇〇八）らは麦角アルカロイドに共通の基本骨格であるリゼルグ酸の化学誘導体を研究した。その過程で生まれたのがＬＳＤ（Lyserg Säure Diäthylamid）である。

ＬＳＤはわが国では一九七〇年に麻薬に指定されているが、それ以前に、毒の民俗学的な研究を行なっていた石川元助（一九一三－八一）が自分でＬＳＤを服用したあとの経過を書いた貴重な記録がある（石川元助『毒薬』二〇七頁）。それによれば、いつも見なれた馴染みの喫茶店の格子天井に色がついてゆがんで見えたり、コーヒースプーンがいきなり巨大なイモ虫に見えたり、自分の片腕がなくなった感じがしたりし、正気に戻ったのは八時間もの後であったという。

幻覚作用のあるアルカロイドとしてはこれらのほかにメスカリンも知られている。メスカリンは和名を烏羽玉《うばたま》と呼ぶメキシコからアメリカ南部に自生するサボテンの仲間から得られる。

一方、アメリカでは、メタンフェタミン分子中のN-メチル基を欠いているアンフェタミンが化学合成されたことは前述のとおりである。そして、一九四一年には、メタンフェタミンがヒロポン、アンフェタミンがゼドリンの商品名で市販された。ヒロポンの語源は、ギリシャ語の philoponos で、「仕事を好む」という意味である。その後、これらの化合物の有害性が明白となり、わが国では、一九五一年に制定された「覚せい剤取締法」の規制を受けることになった。

体内に存在するアドレナリンやノルアドレナリンは交感神経興奮作用とともに中枢神経興奮作用を持つが、これらは血液-脳関門を通過できない。ゆえに、経口や静脈投与しても中枢神経興奮作用は示さない。これに対し、アンフェタミンやメタンフェタミンは、血液-脳関門を容易に通る。そして、大脳皮質ばかりでなく、脳幹にも作用する。

戦後、ヒロポン中毒が社会現象化し、ヒロポンや別名のシャブという名前は悪名高いものとなった。そのためか、現在では、全く同じものが、Sとかスピード、アイスといった軽快そうな名称で出回っている。また、注射による投与だけではなく、経口投与されることも警戒心をなくしている一因となっているらしい。日本における覚醒剤乱用のピークは、一九五四年であり、五万六〇〇〇人近くが検挙された。その後、急速に減少し一九七〇年ころまでにはきわめて少なくなったが、その後また急上昇に転じ、一九八三年ころには次のピークがきて、検挙者が二万五〇〇〇人に迫った。その後は緩やかな増減があり、二〇世紀末の一九九八年の検挙者は一万七〇八四人であった。

世界的に見ると、各種のいわゆるドラッグのうち、わが国では、モルヒネやヘロイン、コカイン、LSD、大麻の使用は少ないようであるが、覚醒剤（メタンフェタミンとアンフェタミン）、特にメタンフェタミン使用の割合が突出して多いという点で非常に特徴的である。覚醒剤の悲惨さは、そのきわめて強い精神的依存性にもある。そして、フラッシュバックといって、覚醒剤をやめても、五年や一〇年過ぎてから突然、幻覚や幻聴があらわれたりすることもあるという。一方、ヨーロッパでは、アンフェタミンは値段が安いので、「貧者のコカイン」と呼ばれ、若者層を中心にした乱用が社会的問題となっている。

実は、二一世紀を迎えた昨今の日本は戦後第三番目の覚醒剤乱用期であるという。さらに、アダム（3',4'-メチレンジオキシメタンフェタミン）とかイブ（3',4'-メチレンジオキシエタンフェタミン）、ラブ（3',4'-メチレンジオキシアンフェタミン）といったいかにもソフトな名前で登場した覚醒剤類似化合物も出回っている。これらはデザイナーズドラッグとも呼ばれているようだが、それは、覚醒剤の化学構造の部分構造を変えた（デザインした）化学構造を有しているからである。いかに名前がソフトであろうとも、その実態はヒロポンやシャブの仲間にほかならないことは、化学構造を見れば一目瞭然である。

大麻の主成分はテトラヒドロカンナビノール（ＴＨＣ）である。これまで、本章で述べてきた向精神作用を持つ化合物はアルカロイドといい、分子内に窒素を含む化合物であるが、ＴＨＣは例外的に分子内に窒素を含まない化合物である。麻薬とは元来、麻酔作用のある薬物を指した。だから大麻は麻薬でもいいはずだが、わが国の法律では大麻は麻薬からは除外され、したがって、「麻薬及び向精神薬取締法」の規制対象には入っていない。そのかわりに大麻は「大麻取締法」によって規制されている。

実は、当然ながら、もともとは大麻は麻薬に分類されていたのであるが、大麻は麻の繊維を取るためにも必要なことから、他の麻薬と同一の規制では具合が悪い。そこで大麻は、麻薬とは切り離して一九四八年に公布された大麻取締法で別途規制されることになったのである。大麻は雌雄異株であって、雌花の樹脂を集めたもののＴＨＣ含量が特に高く、これは乱用者からはハシシュとして好まれている。これに対して葉の乾燥品の方はマリファナと称される。大麻は、モルヒネ、ヘロイン、ＬＳＤ、コカイン、そして覚醒剤などとともに、さまざまな社会問題を惹き起こしている。

フェンサイクリジンおよびケタミン

これまでに述べてきた向精神物質は、天然由来の化合物または天然由来の化合物に少し手を加えた化学構造を持つものである。これに対して、天然由来の化合物とはかけ離れた化学構造を持つＰＣＰやケタミンのような向精神物質も知られている。

フェンサイクリジン（1-(1-phenylcyclohexyl)-piperidine，ＰＣＰ）は一九五〇年代に静脈注射による麻酔剤として開発された。獣医学領域で使用されるものの、副作用のために現在はヒトに使われることはない。ところが、この化合物は化学合成が比較的容易でしかも幻覚作用があるために、不法に製造され市中に出回っている。そして、現在、アメリカでは最も問題になっている薬物の一つであるという。ＰＣＰの作用は多岐にわたるが、凶暴になったり、自殺願望が出たりすることが多く、長期間使用した者は記憶を失ったり、話したり考えたりすることが難しくなったり、陰鬱になったりするという。このように、作用は概してよくなく、一度経験した者は再び使用したいとは思わないということである。

一方、ケタミンは一九六〇年代にＰＣＰに替わる麻酔剤として開発された。しかし、まもなくこれにも幻覚作用や耽溺性のあることがわかった。この化合物は当初ヴェトナム戦争（一九六〇－七五）に従軍し負傷した兵士たちの治療に使われたが、臨死体験のような不快な幻覚作用もあるため、しばしばいやがられたらしい。ただ、ケタミンは現在でも交通事故などのように、患者の薬歴のわからない場合の麻酔薬としては第一番目に選択されることが多いという。

日本では、これらの薬物は「麻薬及び向精神薬取締法」によって規制されている。

3　科学の発展と毒と薬

天然物化学の発展と薬効成分・有毒成分の解明

近年になってさまざまな天然由来の毒や薬の正体の解明が劇的なスピードでなされてきた背景には、天然に存在する有機化合物を純粋に単離する技術が発展したことと、単離された化合物の化学構造を決定する方法である機器分析法や分析機器に接続されているコンピュータの目覚ましい発達がある。

かつては、有機化合物の化学構造を決めるには、元素分析をして分子式を決めた後、さまざまな分解反応や化学反応を用いる方法がとられた。このような方法では、目的化合物、あるいはその化学誘導体の結晶を大量に得ることが絶対に必要であった。ところが、一九五〇年代ころから、有機化合物の化学構造決定に、紫外可視吸収スペクトル法（UV）や赤外線吸収スペクトル法（IR）などの機器分析法が徐々に導入され始め、その様相が変わっていった。一九六〇年代に至ると、核磁気共鳴スペクトル法（NMR）や質量分析法（MS）の化学構造決定への応用も一般的になり始め、天然有機化合物の化学構造の研究に拍車がかかる。

一九六四年に京都で開催された国際天然物化学会議において、一九〇九年（明治四二）の田原良純の研究報告に始まるフグ毒であるテトロドトキシン（TTX）の正確な化学構造が日本の二ヵ所とアメリカの一ヵ所の世界の三つのグループから同時に提出されたことは象徴的であった。TTXはカゴ型の非常に複雑な化学構造をしている。また、さらに複雑な化学構造をしているトリカブト毒であるアコニチンの化学構造も一九六〇年代までに明らかとなった。TTXもアコニチンもアルカロイドである。

また、第2章でも述べたが、一九九二年にはニューギニアで有毒鳥が発見された。その際その羽根や肉、皮膚などから極微量の有毒成分が検出され、このものが、MSなどを応用した詳細な分析により、以前に南米産の矢毒ガエルの有毒副成分（主成分はバトラコトキシン）として単離されたことのあるアルカロイドのホモバトラコトキシンであることが判明した。

さらに、一九九六年の正倉院薬物の調査において、それまで正体が不明であった冶葛の化学成分の研究がNMRを駆使して実施され、この生薬の正体が解明されたことは第1章で述べた。

天然物化学研究の発展には目覚ましいものがある。たとえば、タンパク質や核酸のような繰り返し構造のない化合物としてはきわめて大きな分子である海産生物毒のパリトキシン（分子量二六八〇・一八）の化学構造が解明されているのみならず、その全合成も完成されているのである。

前章に述べた『ケミカル・アブストラクツ』に収録された化合物数の増加のしかたを見る

と近年の新規登録有機化合物の数の増え方は凄まじいの一言に尽きる。一九八〇年にはその総数が五〇〇万であったが、一九九〇年ころにはその数が一〇〇〇万となり、そして、二〇〇〇年を迎えたころには二〇〇〇万になり、現在も、一週間に約三万の新たな化合物（化学合成および天然物双方を含む）が収録されるペースで増えているという。

合成高分子有機化合物由来の毒と薬

アスピリンやヘロイン、覚醒剤、ＬＳＤなど、天然物に少々手を加えることで、有用なものや活性の高いものが得られることはこれまでに述べてきたとおりである。

一八二八年にヴェーラーが実験室で無機物から尿素を合成して、有機化合物を生物の介在なしに作り出すことができることがわかったが、生物の介在なしに有機化合物を作れるようになったということは、人類の生活を一変させたといっても過言ではない。そのような有機化合物のなかには低分子化合物のほか、高分子化合物もある。

第二次世界大戦後の合成高分子化学の発展には目覚ましいものがある。合成高分子化学の発展により、私たちは、ナイロンやレーヨン、ＰＥＴ（ポリエチレンテレフタレート）やＰＶＣ（ポリ塩化ビニル）、ポリエチレン、ポリスチレン、ポリプロピレンなど、大変に便利でかけがえのない素材を手にすることができた。しかし、一方では、現在、これらの素材がゴミとなった場合の処理方法などの新たな問題が出現している。そして、これらのなかでも、耐久性が高くて現在でも雨樋《あまどい》や排水パイプの材料などとしてとても役に立つ合成有機高分子化合物であったはずのPVCを低温で焼却すると、非常に毒性の高いダイオキシン類が生成することもわかった。

合成有機化学物質の功罪

小分子の合成有機化学物質として、各種の農薬は、害虫や雑草の駆除などに大きな力を発揮した。現代では殺虫剤や抗菌剤、除草剤などの農薬なしの大規模農業は考えられないであろう。しかし、よいことばかりではなかった。農薬は人類に大きな福音を与えたが、また、一方では、深刻な害ももたらした。レイチェル・カーソンによる一九六〇年代の *Silent Spring*（『沈黙の春』、旧題名は『生と死の妙薬』）の刊行はこの問題の端緒になったものである。

ヴェトナム戦争当時、ゲリラがジャングルに隠れ家を作れないようにしたり、作物を枯らして食料補給源を断ったりするために、米軍が「枯れ葉作戦」と称して大量の除草剤を空から撒布した。ところが、大量に撒布された除草剤にはその製造過程で副産物として生じるダイオキシン類が混入していた。ダイオキシンは強力な発癌性と催奇形性を有することがわかり、大きな禍根を残した。ヴェトナムでは、その影響のためと思われる障害を持った子供が多く生まれている。

また、農薬の研究は戦争に使われる神経ガス（化学兵器）の開発につながり、ナチス・ドイツのもとで最初の神経ガスであるタブンが出現した。その後、サリン（一九三八）やソマン（一九四四）、そして、VX（一九五二）の開発につながったことは前章で述べた。これらの化合物は、パラチオンやDDVP、マラチオンのような有機リン系農薬の化学構造によく似ている。ただし、化学兵器の方はまさにヒトに危害を加える目的で創製された化合物であり、化学（科学）の持つ影の部分を象徴している化合物群とも言える。

一方、ヒトに害を加えることを目的として創製した有機化合物ではないのに、結果としてヒトに危害を加えることになったものもある。たとえば、酸やアルカリにも強いという化学的に安定な性質を持ち、微生物による分解がされないなど、生物学的にも安定なPCB（ポリ塩化ビフェニル）は熱媒体や印刷などに多用され、大量に合成された化合物であるが、この化合物は後にカネミ油症事件を惹き起こすなど、人体に有害な化合物であることがわかった。PCBは多種類の化合物の混合物であるが、そのなかでもコプラナーPCBと称される化合物群に特に強い毒性のあることがわかった。

さらに、人工甘味料としては、サッカリンやズルチン、チクロ、アスパルテームなどが使われてきたが、このなかで、ズルチンには発癌作用のあることがわかり、使用されなくなった。サッカリンにも疑いがかかったことがあったが、現在はまた使われるようになっている。

化学合成医薬品のなかにも、胎児に奇形を惹き起こす作用のあることがわかったサリドマイドや、SMONを惹き起こしたキノホルムなどがあるが、これらの医薬品については後述する。

私たちは、もとより、はじめからヒトの生命を奪うことを目的とするような化合物の創製や存在を許すことはできないが、また一方では、人類の幸福のためにあつらえられた有機化合物についても不断の注意を向ける必要がある。そのためにも、膨大な数となった化学合成有機化合物をただ否定するだけではなく、それらの実態をよく知ることが大切である。

民間薬や矢毒から近代薬へ

天然物化学の発展にしたがって、世界各地の民間で使用されていた毒や薬から近代的な医薬品が開発される例も多く出てきた。たとえば、インドで古くから毒ヘビの咬み傷に対する民間薬として使われてきたキョウチクトウ科のインドジャボク（*Rauwolfia serpentina*）からはアルカロイドのレセルピンが単離された。レセルピンには血圧下降作用があり、当初はこの目的でも用いられたが、現在はこの目的では第一選択薬として用いられることはなく、主に統合失調症の治療に応用されている。

また、南米で吹き矢の毒（矢毒）として使用され、現地ではクラーレと称されていたものからは、アルカロイドの *d*-ツボクラリン（*d*-Tc）が単離された。*d*-Tc には筋弛緩作用があり、手術時に応用されている。現在は、*d*-Tc の化学構造を参考に合成されたデカメトニウムやスキサメトニウム、パンクロニウムが同じ目的で使用されている。スキサメトニウムはイヌの安楽死にも使われるが、殺人事件（大阪愛犬家連続失踪殺人事件、一九九四）に悪用されたこともある。パンクロニウムは、アメリカにおいて薬物による死刑執行の行なわれる際に、チオペンタールナトリウムおよび塩化カリウムとともに使用される薬剤でもある。

カイニンソウ（海人草 *Digenea simplex*）は、フジマツモ科に属する紅藻類で、マクリとも呼ばれる。わが国では潮岬《しおのみさき》以南の暖かい海に産する。この生薬は、わが国で古くから駆虫薬として用いられていたが、その有効成分は長いあいだ不明のままであった。一九五〇年代、大阪薬学専門学校（当時）の竹本常松（一九一三－八九）らの研究により、カイニンソウの主たる活性成分として、カイニン酸（L-α-kainic acid）が単離された。化学肥料の普及や衛生事情の改善によって、わが国においては回虫駆除剤の需要はほとんどなくなっているが、カイニン酸は現在、神経系の研究における重要な薬物となっている。

一方、ニチニチソウはマダガスカル原産の植物であるが、現地では民間薬として糖尿病に使用されてきた。その含有成分の研究に着手したイーライ・リリー社のスヴォボダ（一九二二－一九四）らはそのアルカロイド成分として、それまでに知られていたＶＬＢ（ビンカロイコブラスチン）に加えてＶＣＲ（ビンクリスチン）を発見した。ＶＣＲは小児の白血病に著しい効果を示す。

ワトソン（一九二八―）とクリック（一九一六―二〇〇四）によるＤＮＡの二重螺旋《らせん》構造の報告（J. D. Watson, F. H. C. Crick, *Nature*, 171, 737（1953））は、新しい時代の幕開けとなった。

遺伝子の本体が解明されたことにより、ＤＮＡやＲＮＡに何らかの操作を行なう遺伝子工学という学問領域が生まれ、急速に発展した。そして、遺伝子工学を応用した医薬品の製造もされるようになった。たとえば、一九二一年に発見され糖尿病に応用されるようになったインスリンはかつては動物から抽出したものを使用していたが、現在では大腸菌のＤＮＡにヒトのインスリン産生に関与する遺伝子を組み込んでヒト型インスリンを大量に製造することも可能になっているのである。

また、現在までに抗癌物質として世に出された化合物には化学合成剤や抗生物質、植物由来成分など多岐にわたるが、これらの抗癌物質の作用機序はこのＤＮＡに関係するものが多い。癌細胞の増殖は正常細胞と比較してきわめて速いのでＤＮＡに作用する性質を持つ化合物は、癌細胞により選択的に作用することになるわけである。遺伝子工学の発展は癌の化学療法剤の作用機序をさらに明確にすることに役立ったのみならず、遺伝子そのものが治療に応用される時代が到来している。

なお、遺伝子工学が進展するにしたがい、この方面は重要な研究分野として国の研究費の配分も優先的になった。それにともない、この方面の研究に従事する研究者が増え、競争もはげしくなっている。そんななかで、論文捏造《ねつぞう》事件が起きた。

種々の実験を通して得られた新知見は学術論文として発表され、さらなる科学の発展に寄与することになる。その場合、まず、投稿された論文は当該研究分野に詳しい審査員（レフェリー）による審査を経る。この審査を通れば、新しい知見は学術論文として印刷公表されて、人類共通の財産となり、さらなる学問の進歩のための資料となるわけである。

ところが、新知見を人類共通の財産とすべく学術論文として残していくという手段を出世や研究資金を得るために目的化してしまう傾向が、一部にあらわれてきた。それは、学術論文の発表は一方では研究者の昇進や研究資金獲得の資料としても使用されるからである。このこと自体はまともに運営されている場合には問題とはいえない。しっかりとした業績を積み重ねることのできる研究者には昇進の機会が与えられるべきであるし、そのような研究者の属する研究グループに研究遂行に必要な資金が行き渡ることは全く悪いことではないからだ。一方、研究を遂行するための手段であるはずの研究資金を得ることが一部で目的化してしまっている感も否めない。すなわち、多くの研究資金を得ることがその研究者のステータスを示すという歪《ゆが》んだ発想である。

もし捏造した学術論文が、レフェリーの審査をかいくぐって学術雑誌に掲載されてしまったら、それまでの知見をもとに新知見を積み上げていくという、自然科学の一般的手法の根幹をゆるがす事態となり、大変にゆゆしき問題である。これらのことは今後のためにも大いに再考と反省が求められよう。

薬用植物をめぐるバイオテクノロジー

ある植物を医薬品として応用するには、その植物の有効成分がはっきりしている場合には、その成分が比較的安価に大量に化学合成できるか、または、植物から比較的容易に当該成分が大量に精製できることが条件である。ケシ由来のモルヒネやコカノキ由来のコカインなどはこの後者の条件に合う例である。一方、もし、有効成分が不明だったり、有効成分の精製が困難だったりする場合には、その植物の野生品が大量に手に入るか、容易に大量に栽培できるかする必要がある。漢方に使用される生薬の多くは、その例となる。

有効成分の大量化学合成や取得、野生品の大量入手、大量栽培も難しい薬用植物にムラサキや薬用ニンジンがある。

ムラサキの根（紫根《しこん》）は火傷の妙薬である紫雲膏《しうんこう》の材料となったりするほか、口紅の色素にも使用される。ムラサキは第1章にも述べたが、現在はわが国では絶滅危惧種となっており、栽培も容易ではない。色素の本体はシコニンという化合物であることがわかっている。そこで、ムラサキのカルス（組織培養により培地上に形成される不定形の、増殖を行なう細胞塊）のタンクによる培養が試みられて成功し、大量のシコニンが得られるようになった。この培養で得られた色素を使った口紅は「バイオの口紅」として発売された。ただし、この培養物は、生薬としての紫根の代用にはならない。シコニンの存在だけが生薬としての紫根の価値であるか否かが不明だからである。

一方の薬用ニンジンは原料植物の栽培が可能となった生薬だが、その収穫までに六年ほどかかるうえに、忌地《いやち》現象のために一度栽培した圃場にはその後かなり長い年月の間、薬用ニンジンを栽培することができないという難点がある。この薬用ニンジンについてもタンクによる大量の組織培養が成功している。この培養物には薬用ニンジンの主成分と目されるニンジンサポニン類も含まれているのだが、やはり、生薬の薬用ニンジンの代替品とは認められていない。そこで、これは、薬用ニンジン成分入りのワインや健康飲料、化粧品原料などとして世に出されている。

新薬誕生の光と影

現代は多種類・多量の化学合成薬が出回っている時代である。新薬の開発と薬効の正確な薬理学的検討も二〇世紀のなかばごろから急速に進んでいる。

抗生物質も夢のような新薬であったが、そのほかにも、化学合成によって、それまで存在しなかったタイプの医薬品である精神安定剤や、抗ヒスタミン薬、免疫抑制剤、筋弛緩剤などがあらわれた。

ピルの誕生も夢の新薬の誕生の一つに数えられるだろう。ピルに使われる女性ホルモンであるステロイド系化合物は、ヤマノイモ科植物由来の植物成分に微生物変換や化学変換を加えて得られる。この過程については、奇才化学者といわれたラッセル・マーカー（一九〇二－九五）の伝記（内林政夫『ピル誕生の仕掛け人』）に詳しい。ピルには主に天然の女性ホルモンの化学構造に若干の変化が加わったものが使われ、エチニルエストラジオールはその一つである。ピルの成分の女性ホルモン様物質代謝産物はピルを服用した女性の尿に排泄される。環境に出てしまったそれらの化合物の作用も無視できないものであるという。一方、女性ホルモン様作用を持つ物質として非ステロイド系化合物のジエチルスチルベストロール（DES）が一時脚光を浴びたが、後にこの化合物には重大な副作用のあることがわかり、医薬品の舞台から姿を消した。この化合物による薬害については後述する。

かつてはなかったと思われる現象に花粉症の蔓延がある。鼻水、鼻づまりや目の充血などアレルギー症状があらわれるが、現代ではその対症薬として抗ヒスタミン薬がある。ジフェンヒドラミンもこの目的で使用される薬物の一つである。ジフェンヒドラミンは第二次世界大戦後まもなく登場した。一方、ジフェンヒドラミンを配合した医薬品を服用すると眠気を生じることがあるが、これを逆手にとって、その後、この化合物は睡眠改善薬として応用されている。

医薬品のなかには、当初、副作用として見いだされた作用を主作用として応用するようになったものもある。ファイザー社のバイアグラがその例である。この医薬品の一般名はクエン酸シルデナフィルといい、当初、狭心症の治療薬として開発された。しかし、この医薬品の開発中に勃起を惹き起こす副作用のあることがわかり、ユニークな新薬の誕生となった。なお、バイアグラという商品名はvigar（精力）とNiagara（ナイアガラ瀑布）を合成したものという。もちろん、この医薬品にも望ましくない、あるいは危険とさえいえる副作用はある。たとえば、この医薬品は本来、狭心症の治療薬として開発された。そのため、この医薬を狭心症の発作に用いられるニトログリセリンや亜硝酸アミルと同時に服用してはいけない。それは、同時服用により、体内の動脈が拡張しすぎて血圧が急に下がり、命にかかわる事態になる可能性があるからである。いわば本来期待されていた作用の方が副作用となってしまったわけである。

抗ウイルス薬として、新型インフルエンザにも効果が見込めると期待されているタミフルという医薬品がある。タミフルは植物成分のシキミ酸から化学誘導された化合物であるが、インフルエンザA型またはB型の発症後四八時間以内に服用すれば、効果があるといわれる（C型には効果がない）。新型インフルエンザもA型と目されることから効果が期待されているのである。しかし、タミフルには年少者に異常行動などの向精神活性を惹き起こす疑いがあるとされ、結局、わが国では二〇〇七年三月には一〇代の患者への使用を控えるということになった。

一方、一九八〇年代はじめごろから実用化されたシクロスポリン（抗生物質）などの免疫抑制剤の出現は臓器移植手術の進展をうながした。その後、タクロリムス（抗生物質）も発見され、臓器移植手術の進展にさらに拍車がかかった状態となっている。

なお、血友病患者にとって、血液製剤は福音であったはずである。しかし、非加熱血液製剤によるＨＩＶ感染、そしてエイズの発症（薬害エイズ）の問題が起きた。

ここに挙げたのはほんのひと握りの新薬であるが、それぞれの新薬にはそれぞれの開発の経緯があり、また、光と影がある。これまでに人類はその叡智によって、ペストや結核、ハンセン病、天然痘、コレラ、聖アンソニーの火、脚気、壊血病などを克服し、または対処法を見いだしてきた。これらの病気のなかにはペストや結核、天然痘のように、人類の存亡がかかっていたものもあった。人類は現代においても、さまざまな努力を傾けているにもかかわらず、癌や、エイズ、ＢＳＥ、新型インフルエンザ、ＳＡＲＳのようなやっかいな、あるいは新しい病気、そして、抗生物質に対する耐性を獲得した結核菌、抗癌性抗生物質などに対する薬剤耐性を獲得した癌細胞などの問題が山積みとなっている。抗生物質に耐性を獲得した菌（ＭＲＳＡやＶＲＥ）の出現や血液製剤によるＨＩＶウイルスの感染は医薬の科学の発達にともなう新たな問題の発生といえる。

今後、まだまだ登場してくるであろう新しい病気や新薬にどう対応していけばよいのか、人類は判断をせまられている。

神経伝達物質と受容体の発見

神経興奮が器官に伝達されるときには、神経末梢部から化学物質が放出されて、その物質が受容体に至ることによって興奮の伝達を仲介するのではないか、という推測はすでに一八七七年に発表されていた。これを化学伝達説といい、二〇世紀の初めまでに確立された。ちょうど高峰譲吉らがアドレナリンの単離に成功したころである。その後、二〇世紀のなかばごろまでにアセチルコリンや、アドレナリン関連物質のノルアドレナリンなどの神経伝達物質の存在とその働きが解明された。

体内に存在する神経伝達物質には、前記のほか、脳内モルヒネとも称されるエンドルフィンやエンケファリン（ペプチド系化合物）もあり、モルヒネはこれらの伝達物質と共通の受容体に結合するのではないかといわれている。また、脳内伝達物質としてドパミンやセロトニン、GABAなどが次々に発見された。

一方、生体アミンの一種としても知られるヒスタミンには、H_1とH_2の二つの受容体のあることがわかり、そのうち、H_1受容体は、アレルギーを惹き起こすH_1作用を起こし、一方、H_2の方は、胃酸の分泌を促進するH_2作用がある。このH_2作用による胃潰瘍や十二指腸潰瘍などの消化性潰瘍疾病に悩む患者は多かった。夏目漱石（一八六七―一九一六）もその一人である。消化性潰瘍には、従来、外科手術のほか、薬物療法が試みられた。たとえば胃酸を中和する目的で、制酸剤として、炭酸水素ナトリウム（重曹）やケイ酸マグネシウムなどが使われたのである。しかし、これらの制酸剤の使用にはかえって酸分泌を促進するなどの逆効果が見られた。

イギリスのブラック（一九二四−）らは、ヒスタミンのH_2作用に拮抗する薬物の探索研究を開始した。そして、一九六四年にヒスタミンをリード化合物（基となる化合物）としてさまざまな化合物の合成とその活性を調べる研究を開始し、一九七六年には、ついに目的の活性を示すシメチジンの開発に成功した。これは構造活性相関による理論的な医薬品開発の最初の成功例であった。シメチジンが臨床で使用されるようになってから、従来は手術の対象とされた胃潰瘍や十二指腸潰瘍でもかなりの部分は薬物療法だけで対処できるようになった。この、まさに夢の新薬ともいえるシメチジンの開発者となったブラックらはこの業績で一九八八年にノーベル生理学・医学賞を受賞した。

H_2受容体拮抗薬として、日本では一九八五年にファモチジンが開発されている。このようなH_2受容体拮抗薬は、当初は要指示薬として医師の処方箋が必要であったが、その後一九九八年には、薬剤師が医薬品情報を患者に説明することを条件に処方箋なしで手に入れられる医薬品となった。

4　公害と薬害、毒や薬による犯罪

毒と薬の将来

今日に至るまで、実にさまざまな有機化合物が化学合成されてきた。これまでに知られている動植物や微生物などの天然由来、および人工的に合成された化合物の総数は、『ケミカル・アブストラクツ』に記載されたもので約二〇〇〇万種超となることは先に述べた。

これらの化合物のなかには私たちの生活の質の向上に大いに役立っているものがある一方、なかにはヒトに害を加える目的で創製した化合物ではないのに、結果として、私たちの生活の質を落としたり、私たちを生命の危機に曝したりする原因となってしまった化合物もある。たとえば、カネミ油症事件を惹き起こしたPCBや、甘味剤として開発されたが発癌作用のあることがわかったズルチン、胎児に奇形を惹き起こしてしまったサリドマイド、SMONを惹き起こしたキノホルムなどである。しかし、一方では、近代有機化学の発展により、各種有機化合物の有害作用についても合理的な説明が可能になってきたことも事実である。

過去において、毒とは、天然に存在するものか、あるいは、亜砒酸のように、鉱物として得られたもの（亜砒酸の場合は硫砒鉄鉱）に若干の加工を加えたものに限られていた。しかし、近代有機化学の勃興と発展は私たちにそれまでとは全く異なる毒をも提供することになった。

毒の名前	LD_{50} (μg/kg*)	由来
ボツリヌストキシン[a]	0.0003**	微生物
破傷風トキシン（テタヌストキシン）[a]	0.002**	微生物
マイトトキシン	0.05**	微生物
リシン[a]	0.1	植物（トウゴマ）
シガトキシン	0.4**	微生物
パリトキシン	0.5	微生物
バトラコトキシン[b]	2	動物（矢毒ガエル）
サキシトキシン[b]	3	微生物
テトロドトキシン[b]	10	動物（フグ）／微生物
VX ガス	15	化学合成
ダイオキシン（TCDD）	22	化学合成
d-ツボクラリン[b]	30	植物（クラーレ）
ウミヘビ毒[a]	100	動物（ウミヘビ）
アコニチン[b]	120	植物（トリカブト）
ネオスチグミン[b]	160	化学合成
アマニチン[a,b]	400	微生物（毒きのこ）
サリン	420	化学合成
コブラ毒[a]	500	動物（コブラ）
フィゾスチグミン[b]	640	植物（カラバル豆）
ストリキニーネ[b]	960	植物（馬銭子）
青酸カリ	10000	化学合成

*　$\times 10^{-3}$ mg/kgまたは$\times 10^{-6}$ g/kgに同じ。
**最小致死濃度。[a]ペプチド、[b]アルカロイド。

これまでに知られている毒性の強い物質

好むと好まざるとにかかわらず、私たちの身の回りには実にさまざまな毒が存在するのが現状である。このことをまず認識しておくべきである。そして、私たちはこれらの毒とうまくつき合っていかなければならない。参考として、これまでに人類が手にした強い毒のリストを挙げた（船山信次『毒の科学』七三頁）。このリストを見れば、化学合成したものよりも生物由来、そのなかでも微生物由来の毒に強いものが多いことや、化合物としてはアルカロイドやペプチドに分類される含窒素有機化合物（分子内に窒素を有する有機化合物）が多いことがわかるだろう。

また、抗生物質の発見によって結核は不治の病とは言われなくなったし、ワクチンの普及は、天然痘の恐怖を過去のものにした。ただし、現代でも、抗生物質に耐性を持つ病原菌や新しい病気の出現など、問題が山積みになっていることは事実である。はたして、現代の「神農」（新薬の開発者）たちは、これらの疾病に対してどのような活躍を見せ、どのような新薬を見いだしていくことができるのであろうか。

公害

そのコントロールを誤ると、化合物は時に人類に対して牙をむくことがある。わが国でもこれまでに、水俣病（メチル水銀）、イタイイタイ病（カドミウム）、そしてカネミライスオイル（PCB、ポリ塩化ビフェニル）事件などの深刻な公害に直面した。現在は、アスベストや、環境に大量に流出した内分泌攪乱《かくらん》化学物質（*n*-ノニルフェノールやビスフェノールAなど）の危険にも曝されている。

水俣病は一九五〇年代なかばから熊本県水俣市周辺において発生した中枢神経性疾患である。視野狭窄《きょうさく》、歩行障害、言語障害が起こり、また、母親が妊娠中に中毒にかかった胎児も重篤な症状を示し、胎児性水俣症として知られる。その原因物質は、チッソの化学工場の排水中に漏出した水銀が微生物の働きでメチル水銀に変換したものであると結論された。メチル水銀は食物連鎖によって一〇万倍から一〇〇〇〇万倍に濃縮され、食物連鎖の頂点に立つヒトの体に入ることにより中毒したのである。一九六五年には新潟県阿賀野《あがの》川下流沿岸でやはり工場廃液中のメチル水銀による新潟水俣病の発生していることが発表された。

一方、イタイイタイ病は、富山県神通《じんずう》川流域や群馬県安中市に発生した病気をいう。主たる症状は骨の軟化と腎臓障害で、症状が進行した患者が骨の病変に伴う激痛のため「痛い痛い」と訴えることからこの名称がついた。この病気の原因は、それぞれ神通川上流の神岡《かみおか》鉱山の亜鉛生産の副産物として産出するカドミウム（Cd）、および安中の精錬工場などから排出されたカドミウムが原因と考えられている。イタイイタイ病には、閉経後の婦人（経産婦）に重篤な患者が多く、男性には重症患者が少ないことから、女性ホルモンや妊娠などの関与もあると考えられている。

さらに、ＰＣＢは、かつてはそのすぐれた物理化学的特性により、熱媒体、電気絶縁体、感圧複写紙などに広く使用された化合物であったが、毒性を示すことが判明した。ＰＣＢとは類縁化合物の総称であるが、なかでも、2、2′、6、6′位に塩素が結合していない型のコプラナー（平面状の）ＰＣＢと称されるものに毒性が高い。ＰＣＢの環境への残留性は高く、また環境中のＰＣＢは食物連鎖により濃縮され、最終的にヒトによって摂取されると全身の脂肪組織に蓄積する。世界中で環境への拡散が問題になっているが、日本では、ＰＣＢの混入した米ぬか油（ライスオイル）による重大な中毒が一九六八年に起きている。

なお、天然に存在する有機化合物にはその分子中に塩素を含むものは稀であるが、化学合成によって得られた有機化合物には塩素を含むものが多い。それは、化学工業原料として重要な水酸化ナトリウムの製造に関連する。無尽蔵といってよいほど存在する海水中の食塩の分解によってナトリウムを得て、これから工業用の水酸化ナトリウムが大量に製造される。しかし、当然の結果として、水酸化ナトリウムの製造と同時に大量に塩素が生成する。その用途として合成有機化合物への導入が積極的に考えられたわけである。そのような過程で登場した化合物には、ポリ塩化ビニルのほか、γ-BHC（γ-ベンゼンヘキサクロライド）やPCBなどがある。これらは有用な化合物であったが、その後、残留性や毒性、焼却処理に際してダイオキシンが生成するなどの問題を惹き起こすこととなった。

一方、アスベスト（ドイツ語でAsbest　英語ではasbestos）は石綿《いしわた》ともいい、一本の太さは髪の毛の約五〇〇〇分の一ときわめて細い。細くて軽いだけではなく、耐久性、耐熱性、耐音性、耐薬品性、電気絶縁性があり、一九七〇年代以降、セメントとの複合材として、ビルの断熱保熱を目的に大量に使用されてきた。しかし、アスベストを長期にわたって粉塵として吸っていると、肺が繊維化して機能低下する塵肺《じんぱい》の一種であるアスベスト肺を起こすことがわかった。また、現在、これが中皮腫《ちゅうひしゅ》と称する胸膜に発生する癌を惹き起こすこともわかり、大きな問題となっている。

アスベストに関しては、これまでに四回にわたり大きな社会問題となっている。すなわち、まず、一九七二年にアスベストに発癌性があるというWHOの指摘によってパニックが起きた。また、一九八六年にはILO（国際労働機関）が石綿条約を採択したため、二回目のパニックが起きている。このときには小中学校の壁や天井に使われていたアスベストが社会問題となった。その後、アスベストの害が話題となったのは一九九五年の阪神・淡路大震災の時である。震災で倒壊した建物から飛散するアスベストを一般市民が吸引してしまうという問題が起こったのである。そして、二〇〇五年に至り、ある大手の機械メーカーが、従業員のみならず工場の周辺住民も中皮腫で死亡したことを公表した。

これらの事実を検証していくと、アスベストの問題は、単にアスベストにかかわりのある仕事をしていた人たちの職業病にはとどまらず、公害になりつつあることをはっきりと示す。しかも中皮腫が発生するまで三〇－四〇年もかかるといわれ、アスベストによる中皮腫は「静かな時限爆弾」ともいわれている。アスベストの発癌機構はその物理的作用によるものであり、無機性の遅延毒の一種といってもよかろう。しかも、恐ろしいことに、この時限爆弾をかかえた一般市民は原因となるアスベストをいつどこで吸い込んだか全く定かではないのである。なお、かつて理科の授業でお馴染みだった石綿金網にはアスベストを使用していたが、現在はセラミックに切り替えられている。

大気汚染

煤煙や悪臭に始まった大気汚染であるが、もともとは公害とはいえ、局所的な問題であった。これに対して、現在、地球規模で危ぶまれているのが、フロンガスによるオゾン層の破壊や二酸化炭素（CO_2）の高濃度化による地球温暖化である。

フロンガスは炭化水素のフルオロクロロ置換体（フッ素と塩素で置換された炭化水素）の総称である。実は、フロン（flon）というのは日本における慣用名であり、正式にはクロロフルオロカーボン（CFC）という。以前はデュポン社の商品名であるフレオン（freon）が使用されていた。

フロンは一般に不燃性で、無毒、無臭、化学的に安定で金属を腐食しないので、冷凍機の冷媒やエアロゾルスプレーの噴霧剤、消火剤などに多用されてきた。しかし、その後、フロンガスは、太陽からの紫外線を吸収しているオゾン層（成層圏に存在）破壊の元凶であることがわかった。事実、南極大陸の上空には巨大なオゾンホールが発見されている。現在では、フロン11（$FCCl_3$）、フロン12（F_2CCl_2）、フロン１１３（$FCCl_2$-F_2CCl）などは全廃されることになった。

一方、地球温暖化を惹き起こす温室効果ガスとしては、二酸化炭素のほか、湿地や水田、家畜などから放出されるメタン（CH_4）、窒素肥料の使用や工業活動に伴って放出される一酸化二窒素（N_2O）、そして、前述のフロンガスも挙げられる。このなかでも、二酸化炭素は地球温暖化におよぼす影響が最も大きな温室効果ガスとされる。ヒトの活動による化石燃料の消費や森林破壊などで地球上の二酸化炭素濃度は急上昇している。もともと二酸化炭素は地上に固定することができる気体である。たとえば直径一メートルの杉の大木はおそらく数百トンにのぼる二酸化炭素を固定している。この木を木造建築に使用すれば、さらに長い年月の間、二酸化炭素を固定することができることになる。すなわち、樹齢一〇〇〇年の木を使った木造建築物が一〇〇〇年もてば、計二〇〇〇年の間、相当量の二酸化炭素を固定することができるのである。

また、近年では植物を原料として醱酵によって作られるエタノールを燃料として使うことが検討されている。このことにより、植物に固定される二酸化炭素と大気中に放出される二酸化炭素の量がつり合うことになるというわけである。ただしこの場合、エタノールの精製や運搬などに際して発生する二酸化炭素のことも考慮しなければなるまい。

地球温暖化やオゾン層破壊といった作用を持つこれらの化合物は、地球そのものに対する毒といってもいいかもしれない。人類はあらゆる観点からうまく毒とつき合っていかなければ、その存在自体が危うい状態にまで来ていることを常に念頭に入れていなければならない。

主な薬害事件

わが国で最初に薬害が問題になったのは一九五六年に起きたペニシリンショック事件であ

ろう。この事件は、犠牲となった方がたまたま名士であったことから表面化したともいえる。

わが国では、残念ながら、薬害の事例は海外の先進国と比較して多い。なかでも、サリドマイドによる胎児の奇形の発現や、キノホルムによるSMON、そしてソリブジンによる死者が出たことは、わが国における医薬品の扱いのまずさを強く感じさせる事件であった。これらは、人類を幸福にするためにあるはずの科学や化学の発展が起こした皮肉な結果であった。

女性ホルモンに似た作用物質として、ジエチルスチルベストロール（DES）という化学合成女性ホルモンが開発されたが、この医薬品の開発はまさに光と影そのものであった。DESはステロイド剤と比較して簡単に合成されうる化学構造を持っていることもあり、一時脚光を浴び、日本薬局方にも収載された。実際に切迫流産防止のために使用されたりしたが、この医薬品の服用によって、生まれた子に高い確率で膣癌《ちつがん》や生殖器官の異常が発現することがわかり、一九七一年に使用禁止となった。そして、日本薬局方からも削除された。

二〇〇二年、中国から痩身効果のある「漢方薬」として「纖之素膠嚢《せんのもとこうのう》」や、「御芝堂減肥《おんしどうげんぴ》膠嚢《こうのう》」「茶素減肥《ちゃそげんぴ》」などという名称の「漢方薬」と称するものが日本に入り込み、これらを服用した人に肝障害が起きた事例があった。まず、断言しておくが、このような名前の漢方薬はない。これらの「漢方薬」の成分分析が行なわれたところ、そのいずれからも三パーセントという高濃度で*N*－ニトロソフェンフルラミンが検出された（厚生労働省医薬局麻薬対策課、二〇〇二年七月)。*N*-ニトロソフェンフルラミンは生薬の成分である可能性の全くない化合物であり、明らかに化学合成品が混入されたものである。そして、その化学構造の基本骨格は覚醒剤と同じである。

一方、やはり中国から痩せ薬として入ってきた「天天素《てんてんそ》」または「天天素《てんてんそ》清脂《せいし》膠嚢《こうのう》」と称するものがあり、これの服用との因果関係が疑われる入院治療を受けた事例や死亡事例が二〇〇五年五月に発生している。これらの商品からは、シブトラミンやマジンドールが検出された。シブトラミンは米国で肥満症治療剤とされるが日本では医薬として承認されていない。シブトラミンはすでに述べた覚醒剤と同じ基本骨格を有するアルカロイドである。一方、マジンドールはわが国では「麻薬及び向精神薬取締法」の規制対象になっている化合物である。

そのほかの近年の薬害の事例としては、喘息予防のために子供にテオフィリンを服用させたところ、急性脳症を惹き起こし、痙攣が約二時間続いたという一件が報告された。二〇〇六年一二月のことである。テオフィリンはカフェインとともに緑茶やコーヒーなどにも入っているアルカロイドで、カフェインに類似した化学構造を有する。テオフィリンに痙攣を起こす副作用のあることは、動物実験でもすでに一九九七年に報告されていた。そして、実は、テオフィリンを服用した子供たちに同様な症状の起きることは以前から知られていることであった。新潟市民病院の医師らは、二〇〇三年一〇月の『日本小児科学会誌』に、同病院において一九九一－二〇〇二年の間に五四人の子供がテオフィリンの服用後に重い痙攣や脳症で搬送され、うち二人が死亡したと報告している。一方、抗癌剤のイリノテカンの使用による死者も出ている。イリノテカンは植物由来のアルカロイドに化学修飾した化合物である。

また、抗不安剤のデパスのような向精神薬が頻繁に処方されるのも日本の医療の特徴である。二〇〇七年には、やはり向精神薬のリタリンが東京都のあるクリニックにおいて処方が濫発されたことから、東京都と新宿保健所によって医療法違反の疑いで立ち入り検査されるという事態が起きた。化学構造を見れば一目瞭然だが、リタリンは覚醒剤の基本骨格を有する。実際にこの薬物を服用すると幻覚や妄想を惹き起こすといわれているし、依存性も高い。このような化合物をむやみに投与されたら、患者がどうなるのか、想像に難くない。もともと、リタリンの適応症はナルコレプシー（睡眠障害の一種）や、難治性・遷延性鬱病の一部に限られていたのであるが、このクリニックの医師は診断名を変えたりして安易にリタリンを処方し続けていたようだ。この事態が明らかになったのは、患者の処方箋を扱った調剤薬局から地元保健所への相談があったことがきっかけであった。

一方、これはワクチンの例であるが、はしか（M）、おたふくかぜ（M）、および風疹（R）の予防のために行なわれる新三種混合ワクチン（MMRワクチン）による事故が一九八九年に起き、一九九三年には使用中止となった。そのため、予防接種空白の年代があり、この世代が大学生になった二〇〇七年に大学生にはしかが流行し、大学の休講が相次ぐという事態になった。

スポーツとドーピング

スポーツはもともと、ゲームを通して体を鍛え、健康な生活を送ることを目標とする。英語のsportには楽しみや娯楽といった意味もある。しかし、一部のスポーツの世界の最先端においては、ゲームを楽しむというよりも、いかに体を鍛えて記録の限界に挑むか、または同じように鍛えた相手に挑むかの世界となってしまった感がある。そのため、選手たちは極限まで体を鍛え、記録や相手に望むことになる。そこで、陥る一つの罠がドーピング（doping）である。

ドーピングの語源は、アフリカ東南部の原住民カフィール族が拝礼で用いた植物エキスなどからできる酒「dop」であるといわれる。また、英語では、dopeにはどろどろの物質とか、競走馬に与える興奮剤などの意味のほか、ぼんやりした人、無気力な人などという意味まである。

ドーピングに使用される薬剤には、古くは覚醒剤が使われたが、その後は覚醒剤の類似化合物のような興奮剤のほか、筋肉増強剤などが使われる例がある。近年はドーピング検査をかいくぐるために、類似効果は残したまま、既存の化合物の化学構造を少し変え、すぐには検出できないようにした代物が輩出している。このような化合物の服用はフェアでないばかりか、選手の命にもかかわる危険なことである。二〇〇七年一〇月には、二〇〇〇年のシドニー・オリンピックで金メダル三個を含むメダル五個を獲得したアメリカのマリオン・ジョーンズ（一九七五－）が、それ以前から筋肉増強のためのステロイド剤を使用していたことを告白し、オリンピックで獲得したメダルが剝奪されるという事態となった。

先に（幻の）成果を挙げたいがために捏造論文を世に出すことの本末顚倒さについて言及したが、ドーピングもそれと似た要素を持っている。偽りの成果で世に認めてもらっても空しいということは本人が最もよく知っており、その本人すら結局は不幸にしてしまう。

現代風食い合わせ

ワルファリンは一九四八年に発表された医薬品である。その名は、一九三九年にワルファリンの原型となったジクマロールを発見したWisconsin Alumni Research Foundationとクマリン（coumarin）の語尾を合わせて作られたものである。ジクマロールは血液の抗凝固薬であり、マメ科のシナガワハギ（*Melilotus officinalis*）から単離された。ジクマロールはクマリンより生成する。ワルファリンによる肝機能障害は例外的であるが、クマリンには肝毒性のあることが知られている。そこで、ワルファリンがクマリン誘導体であるために肝機能障害を惹き起こすのではないかと誤解されることがある。

ただし、このワルファリンを服用しているときは納豆の摂食に気を付けなければならない。すなわち、ワルファリンの作用機序は、ビタミンKに拮抗することによって、抗血液凝固活性を示すことにあるが、納豆菌は腸内でビタミンKを大量に産生する。そのため、ワルファリンを服用しつつ、納豆を食べるとワルファリンの効果が出にくくなるのである。また、レタスにもビタミンKを大量に含むことから、やはり、ワルファリンの効果を減弱させるので、注意が必要である。

一方、グレープフルーツジュースに含まれるベルガモチンや関連化合物は、ある種の降圧薬や免疫抑制薬、抗アレルギー薬、抗不安薬、卵胞ホルモン、高脂血症薬、抗エイズ薬などの代謝を抑制する。すなわち、ベルガモチンなどは、腸管壁に多く存在する薬剤の代謝に関係する酵素活性を抑える作用があるのである。そのため、前記のような薬物とグレープフルーツジュースの飲用が重なると、これらの薬物の効果が強くかつ長く続いてしまうことになり、危険なことがある。

毒と薬による犯罪

第二次世界大戦後に日本で起きた毒や薬にまつわる事件には、青酸化合物を使ったものやトリカブトのような天然物を使用したもの、サリンのように化学合成された有機化合物を使ったものがある。さらには、アセトアミノフェン（タイレノール）のような定評のある解熱鎮痛薬を大量に服用させることで保険金殺人を企てた事件もあった。

青酸化合物を使用したと思われる事件で最も有名なものの一つは、一九四八年に起きた帝銀事件と呼ばれるものである。使用された毒物の種類が特定されていないことや、真犯人は別にいるのではないかなど、いくつかの謎と問題を残したまま経過したこの事件では、犯人は伝染病の予防と称して、青酸化合物（アセトンシアンヒドリン（CH_3）$_2$C（OH）CN ではなかったかともいわれている）を銀行員に服用させ、現金を奪っている。死者は一二名であった。

また、一九八四年にはグリコ・森永事件が発生している。この事件では死傷者は出なかったが、青酸化合物入りのお菓子を店頭に置くという奇怪な事件であった。一九九八年にはいわゆるドクター・キリコ事件が起き、インターネット上で「ドクター・キリコの診察室」というホームページを開設していた札幌在住の二七歳の男（事件発覚後自殺）から購入した青酸カリウムを服用した東京都在住の二四歳の女性が死亡している。

砒素が関係した事件としては、一九五五年に森永砒素ミルク事件が起きている。この事件は、粉ミルク製造工程で、砒素化合物が混入した工業用の原料を安定剤として使用してしまったために一万数千人が中毒し、多くの死者が出た。また、一九九八年には和歌山毒物カレー事件が発生し、この事件では、亜砒酸による中毒で四名死亡している。この事件では、当初、警察では青酸化合物を検出したとして発表した（『朝日新聞』一九九八年七月二八日）。青酸化合物による中毒は一般に急性のものであることから、中毒者が長い時間にわたって症状を呈していたのは不思議だと感じたことを思い出す。超微量物質の検出が可能になったことが裏目に出た可能性もあるし、まさか、現代に砒素化合物を使う人間がいると思われなかったためかもしれない。

トリカブトは砒素化合物とともに古くから知られている毒物である。トリカブトが絡んだ事件としては、一九八六年の沖縄トリカブト保険金殺人事件があり、一名の死亡者が出ている。二〇〇〇年には埼玉県でトリカブト入りのアンパンを食べさせることによる保険金殺人事件が起きている。この事件では、当初、アセトアミノフェン（タイレノール）の大量服用による殺人を狙ったものであった。

一方、犬の安楽死に用いる薬物（毒物）を使用した事件も起きた。一九九四年に塩化スキサメトニウムによるいわゆる大阪愛犬家連続殺人事件が発生し、五名の死者が出た。また、翌年には埼玉愛犬家殺人事件が発覚した。この事件では硝酸ストリキニーネで四名が殺害されている。塩化スキサメトニウムも硝酸ストリキニーネも業者が不要となった犬の安楽死に使用することがあるという。ストリキニーネは植物由来のアルカロイドである。

そして、一九九四年六月二七日と一九九五年三月二〇日にはそれぞれ、松本サリン事件および地下鉄サリン事件と名付けられた前代未聞の事件が起きる。いずれの事件でも化学兵器として開発されたサリンが使用された。前者では七名の、そして後者では一二名の命が奪われた。さらに、前者では二一三名、後者では五五〇〇余名もの重軽症者も出ている。このなかには、非常に重い障害を負ってしまった人や、たとえ軽傷と診断されても、PTSD（心的外傷後ストレス障害）によって、電車に乗ることや外出さえも困難な状態に陥って日常生活が行なえなくなっている人も多くいることに心したい。地下鉄サリン事件においては、化学兵器として開発されたサリンが初めて市街地でのテロに用いられたということで、毒の歴史上、特筆すべき事件でもある。

そのほか、一九九一年には東京大学において酢酸タリウム（CH_3COOTl）をコーヒーに入れることで一名が死亡するという事件や、一九九八年には新潟等において、アジ化ナトリウム（NaN_3）による中毒事件が数件起きている。後者の事件を機に、アジ化ナトリウムは毒物に指定された。

戦後しばらくたってから、石井四郎（一八九二―一九五九）軍医中将をトップとする731部隊といわれる集団（関東軍細菌戦部隊）が満洲で生物化学兵器の開発のためにおぞましい生体実験を繰り返していたことが判明した（森村誠一『新版 悪魔の飽食』）。「賢者は歴史に学び、愚者は経験に学ぶ」という。私たちは、愚かな過ちを絶対に繰り返さぬためにも、歴史に学ばなければならない。

また、不幸中の幸いで、死者や重篤な中毒者は出なかったようであるが、いわゆる「有毒ワイン事件」も、毒について考えさせられるところが多い事件であった。この事件は、一九八五年の夏にヨーロッパから輸入されたワインのなかに不凍液などとして用いるジエチレングリコール（$HOCH_2CH_2OCH_2CH_2OH$）が混入していたものである。本来ならばこれらのワインは、原料としてブドウに特殊な菌が寄生したものを使って醸造された、甘味ととろ味のある高級ワイン（貴腐ワイン）のはずであった。ジエチレングリコールには甘味やとろ味があることから貴腐ワイン偽造のため、混和されたようである。ジエチレングリコールには不快な味や臭いがないが、大量に服用すると吐き気や頭痛、ふらつき、腹痛、下痢などを惹き起こし、重度の場合は痙攣、昏睡、肺水腫、心不全などが起きて、死に至ることもある。また、中枢神経系の抑制作用もある。ジエチレングリコールのおおよその危険量は一キログラムあたり一ミリリットルとされる。すなわち、体重六〇キログラムの人であれば約六〇ミリリットルが危険量である。

死刑と毒物

農薬や抗生物質など、毒はうまく使えば人類の幸福につながるものであるが、人間が人間を殺戮《さつりく》する目的で毒を使用するなどということは罰当たりの極致であることを肝に銘じなければならない。

その一方、この地球上には、重罪を犯した場合、法律の定めにより犯罪者の命を奪う死刑という刑罰が存在する国（わが国を含む）や州（アメリカの場合）があるという厳粛な現実もある。所が変わればその執行方法もさまざまであるが、アメリカのある州では死刑執行に薬物が使用されている。一例を示せば、死刑執行には、チオペンタールナトリウム、臭化パンクロニウム、および、塩化カリウム（KCl）の三種の薬物（毒物）が使用されるという。

このなかで、チオペンタールナトリウムは受刑者を眠らせるためであり、臭化パンクロニウムは筋弛緩作用を引き起こさせるため、そして、塩化カリウムは心臓を停止させるために使用されるという。なお、睡眠薬のチオペンタールナトリウムは、かのマリリン・モンロー(一九二六-六二)の死因にも関係しているのではないかといわれているペントバルビタールナトリウムと類似の化合物である。また、塩化カリウムは一九九一年に起きた東海大学病院安楽死事件で使用された薬物である。

医薬分業と薬剤師

つくづく薬と毒とは区別し難いものであることを実感する。この世の中にどんな使い方をしても問題がない薬は存在しないことは確かである。すなわち、薬毒同源である。

これまでにわが国で深刻な薬害をもたらした大きな原因に、薬の誤った使い方がある。なかには、キノホルムによるSMONや筋短縮症のような医原病といってよいものもある。言い方を換えれば薬の使い過ぎや使い方の過誤といってもよかろう。また、表面化はしていないが、予備軍が多くある可能性があるとも言うことができる。この主原因を断つ効果的な方法の一つが完全医薬分業である。

誰でも知っていることであろうが一応復習すると、医薬分業とは医師が患者を診察して、必要ならば処方箋を発行し、患者は処方箋を持って、薬剤師に調剤してもらうというシステムである。なんでもないことのようであるが、これがとても重要なシステムなのである。このシステムは先進国の医療ではごく当たり前のものであるが、残念ながらわが国では定着しなかった。この大きな原因の一つが、明治時代にそれまでの漢方医にそのまま西洋医の免許を与えたため、「医療＝薬」の漢方医が投薬を自らするという習慣から医師の側も患者の側も抜けられなかったことがあることはすでに述べた。

日本の薬学は間違いなく世界のトップクラスであるが、その第一線を担う現在のわが国の薬剤師という仕事への理解度は先進国なみとすら到底いえない。このことは、日本の医療にとっても患者にとってもまことに不幸なことである。

折から、二〇〇六年より、わが国の薬剤師養成機関である大学薬学部の教育年限がこれまでの四年制から六年制へと変わった。大学において六年間におよぶ学問を修め、国家試験合格を経た薬剤師に国民の健康維持のためにどのように活躍してもらうか、そのために薬剤師をどう遇するか、大いに再考されなければいけない時であろう。現在のわが国では、唯一の毒と薬の専門家（管理者）である薬剤師の能力をうまく活用しているとはとても思えないし、満足に遇しているとも思えない。もったいないことである。

おわりに

まず、この本『毒と薬の世界史』をまとめたいと思うようになったいきさつについて述べておきたい。著者は先に、毒や薬に関する本として、『アルカロイド――毒と薬の宝庫』（共立出版）や、『図解雑学　毒の科学』（ナツメ社）、『毒と薬の科学――毒から見た薬・薬から見た毒』（朝倉書店）などの本を執筆してきた。これらの本は、主に、毒や薬の化学や作用に力点を置いた本であったが、その執筆過程で、毒や薬と人間の歩み（歴史）との関係に強く興味を持ち始めた。人類が人類たる所以《ゆえん》の一つが毒や薬の使用にあるのではないか、そして、人類の文化の発展にともない、「毒や薬の世界」も大きく進展していると感じたからである。

そこで、これまでに集めてきた情報のうち、毒や薬の文化（歴史）と人類の歴史に関係することがら、なかでも人類の歴史と「毒や薬の世界」がどのように絡《から》みあっているかということに焦点をあててまとめてみたのがこの本である。だから、この本の表題は『毒と薬の世界・史』と読み取っていただいてもよいのではないかと思っている。

出版のあてもないままに（しかしどういうわけか中公新書を目標に）時間を見つけながら原稿をまとめていたが、ある出版社の担当編集者と交わした何気ない会話が発端となって縁が縁を呼び、本書出版の運びとなったことをとても不思議に、そしてとても嬉しく思っている。

世界各地にビールやワイン、ウィスキー、ウォッカ、テキーラ、日本酒、焼酎などの酒があり、また、コーヒーや紅茶、緑茶、ウーロン茶、ココアなどのソフトドリンクがある。それぞれ、独特の酒やソフトドリンクであるが、酒の場合、原料や製法は異なっていても、必ず酵母がかかわっており、酔わせる成分はいずれも共通して酵母の醱酵の働きによって生じたエチルアルコール（エタノール）である。また、コーヒー、茶、ココアはそれぞれ全く別の地域の全く別の植物を起源とするが、いずれにもカフェイン類を含む。人々は地理的に離れた地でどうしてこういう共通のものを見いだしてきたのであろうか。そして、エタノールもカフェイン類も適量を楽しく摂取するには全く問題がないし、酒の場合には「百薬の長」とさえいわれることがあるが、両者とも、多量に摂取したり、特に酒の場合、十分な代謝系を持っていないヒトが摂取した場合には重篤な症状を招きかねない。

毒と薬は不可分である。これを著者は「薬毒同源」と唱えている。前述の『毒と薬の科学』をまとめたとき、その副題を「毒から見た薬・薬から見た毒」とした。これは、薬を薬としてだけ、毒を毒としてだけ見ていては見えないものが、毒を薬の側から、また、薬を毒の側から見ると、それまでに見えていなかったことがよく見えてくることを示したつもりである。生体に何らかの働きかけをする化合物を生物活性物質というが、これらの化合物はうまく使えば薬として役に立つが、使い方を誤れば必ず毒としての作用が出てくる。化合物に変わりはないのだが、使う側の人間に、そのものを薬として生かすか、または、毒として害をなすものにさせるかの選択権と責任があるということである。それゆえ、医療分野においては、化合物の毒と薬の双方の立場を熟知した薬剤師という専門職の介在が欠かせないことは、本文でも述べた。

人類は危険と思われる植物をうまく利用する方法も見いだしてきた。明らかに強い毒を持つと思われる植物が治療に用いられている例はあまたある。また、植物毒や動物毒を、矢毒や魚毒として積極的に応用する方法も世界各地で見られる。そして、人々は、古くから、これらの毒で仕留めた獲物を食べても大丈夫なことを知っていた。これらのことがらは当初は口伝《くでん》だったのだろうが、やがて、記録として残されるようになる。古い記録には毒や薬の記載が必ずといっていいほど見られる。あたかも、古代の人々はこれらのことがらを記録したいがために文字や粘土板、パピルス、紙、筆、墨、インクなどの記録手段を発明したかのようである。

さて、著者の専門は天然物化学であり、薬用に供される動植物や微生物の有用成分の化学研究である。平たく言えば、薬草などの有効成分や新規抗生物質の探索・化学構造研究である。したがって、もちろん歴史の専門家ではない。それゆえの甘えを許していただきたいところがある。すなわち、この本の表題には世界史と銘打っていながら、その実、歴史区分は日本史のそれを流用している。それは、われわれ日本人にとってはその方が感覚的により理解しやすいと考えたからである。また、著者は歴史を専門としないだけに特に歴史的なことがらに誤りのあることをおそれる。異説があると知ったときにはなるべくそれらを公平に述べたつもりであるが、もし思い違いや誤りがあれば著者の責任である。ご教示いただけたらありがたい。

なお、この本には「キチガイナスビ」などといった記載もあるが、これらは、植物の別称など事実関係を示したもので、人権を損なう意図は一切ないことをお断わりしておく。読者諸氏のご賢察を仰ぐ次第である。そして、本書中で各種化合物などの生物活性について述べているところがあるが、これらはあくまでも学問上の知見として書いたものである。よって、これらの記述を鵜呑みにして自己または他人の治療に直接応用されないよう、特に注意を申し上げたい。

この本の執筆にあたっては、先覚の著わした多くの書物の助けを借りた。その一部は参考文献に示したが、先達の偉大な努力に感謝したい。また、原稿の仕上げから出版にあたっては終始、中公新書編集部の松室徹氏にお世話になり、校正の方々の手を煩わせた。さらに、柴田承二先生（東京大学名誉教授・明治薬科大学名誉教授）には御祖父様の柴田承桂先生の経歴や業績について書簡で丁寧にご教示いただいたうえ、貴重な資料も賜った。一方、長崎市のシーボルト記念館の織田《おりた》毅氏にはビュルゲルに関する資料を探していただき、その複写を賜った。以上、記して厚く御礼申し上げる。

最後に、常に私を見守ってくれている家族（妻の紀子と娘の亜紀子）の存在もこの本の執筆の原動力となっていたことを記しておきたい。

二〇〇八年深秋　　美しく紅葉しようとしている木々に囲まれたキャンパスにて

船山信次

参考文献

青井石子編『長井博士書簡抄』私家版、一九二九年
朝比奈泰彦編『正倉院薬物』植物文獻刊行會、一九五五年
天野宏『明治期における医薬分業の研究』ブレーン出版、一九九八年
天野宏『概説薬の歴史』薬事日報社、二〇〇〇年
有吉佐和子『華岡青洲の妻』新潮文庫、一九七〇年
安藤更生『鑑真』(人物叢書) 吉川弘文館、一九六七年
飯沼和正・菅野富夫『高峰譲吉の生涯』朝日選書、朝日新聞社、二〇〇〇年
池田美恵訳「パイドン」『世界の名著　プラトンⅠ』中央公論社、一九六六年
伊沢凡人編著『薬学の創成者たち』研数広文館、一九七七年
石井研堂『明治事物起原』四、ちくま学芸文庫、一九九七年
石川元助『毒矢の文化』紀伊國屋新書、一九六三年
石川元助『毒薬』毎日新聞社、一九六五年
石川元助『ガマの油からＬＳＤまで』第三書館、一九九〇年
石坂哲夫『くすりの歴史』日本評論社、一九七九年
石坂哲夫『薬学の歴史』南山堂、一九八一年

石坂哲夫『やさしいくすりの歴史』南山堂、一九九四年
石田名香雄・日沼頼夫『病原微生物学』金原出版、一九六九年
石山禎一『シーボルト』里文出版、二〇〇〇年
一戸良行『毒草の雑学』研成社、一九八〇年
一戸良行『麻薬の科学』研成社、一九八二年
一戸良行『毒草の歳事記』研成社、一九八八年
一戸良行『古代がみえてくる本——毒からの発想』研成社、一九九三年
井上尚英『生物兵器と化学兵器』中公新書、二〇〇三年
井上尚英『図解雑学 生物・化学兵器』ナツメ社、二〇〇八年
井上靖『天平の甍』中央公論社、一九五七年
李寧熙《イヨンヒ》『もう一つの万葉集』文藝春秋、一九八九年
岩井和夫・渡辺達夫編『トウガラシ——辛味の科学』幸書房、二〇〇〇年
上田三平（三浦三郎編）『日本薬園史の研究』渡辺書店、一九七二年
上野益三『日本博物学史』講談社学術文庫、一九八九年
宇賀田為吉『タバコの歴史』岩波新書、一九七三年
内林政夫『ピル誕生の仕掛け人』化学同人、二〇〇一年
内林政夫「キニーネ：発見・命名とストーク教授の立体選択的全合成」『ファルマシア』三八巻、二三四頁、二〇〇二年
梅澤恵美子『額田王の謎』ＰＨＰ文庫、二〇〇三年
梅原寛重『薬草と毒草』博品社、一九九八年
ジョージ・ウルダング（清水藤太郎訳）『薬学・薬局の社会活動史』南山堂、一九七三年

参考文献

江口圭一『日中アヘン戦争』岩波新書、一九八八年
大木幸介『毒物雑学事典』ブルーバックス、講談社、一九八四年
大熊規矩男『タバコ』現代教養文庫、社会思想研究会出版部、一九六一年
大熊規矩男『日本のタバコ』現代教養文庫、社会思想社、一九六三年
大塚恭男『医学史こぼれ話』臨床情報センター、一九九五年
大槻真一郎編『プリニウス博物誌―植物篇』八坂書房、一九九四年
大槻真一郎編『プリニウス博物誌―植物薬剤篇』八坂書房、一九九四年
大場秀章『江戸の植物学』東京大学出版会、一九九七年
大原健士郎編『現代のエスプリ No.75 麻薬』至文堂、一九七三年
岡倉天心『茶の本』岩波文庫、一九六一年
岡倉天心（桶谷秀昭訳）『茶の本』講談社学術文庫、一九九四年
岡崎寛蔵『くすりの歴史』講談社、一九七六年
緒方富雄『緒方洪庵伝』岩波書店、一九七七年
小川鼎三『医学の歴史』中公新書、一九六四年
『科学朝日』編『スキャンダルの科学史』朝日選書、朝日新聞社、一九八九年
笠原英彦『歴代天皇総覧』中公新書、二〇〇一年
梶田昭『医学の歴史』講談社学術文庫、二〇〇三年
レイチェル・カーソン（青樹簗一訳）『沈黙の春』新潮社、一九八七年（『生と死の妙薬』新潮社、一九六四年の改題）
門崎允昭『アイヌの矢毒トリカブト』北海道出版企画センター、二〇〇二年
金尾清造『長井長義伝』日本薬学会、一九六〇年

金子務『江戸人物科学史』中公新書、二〇〇五年
川喜田愛郎『パストゥール』岩波新書、一九六七年
川島祐次『朝鮮人参秘史』八坂書房、一九九三年
川端康成（訳者代表）『日本古典文庫7 竹取物語・伊勢物語・落窪物語』河出書房新社、一九七六年
北里一郎『北里柴三郎の人と学説』私家版、一九七七年
北里研究所七十五年誌編集委員会編『北里研究所七十五年誌』北里研究所、一九九二年
北里柴三郎・中村桂子『北里柴三郎 破傷風菌論』哲学書房、一九九九年
木村陽二郎『日本自然誌の成立』中央公論社、一九七四年
デボラ・キャドバリー（井口泰泉監修、古草秀子訳）『メス化する自然』集英社、一九九八年
京都大学大学院薬学研究科編『新しい薬をどう創るか』ブルーバックス、講談社、二〇〇七年
清原重巨『草木性譜・有毒草木図説』八坂書房、一九八九年（オリジナルは、それぞれ三巻、二巻本として一八二七年に刊行）
宮内庁正倉院事務所編『正倉院』（財）菊葉文化協会、一九九三年
宮内庁正倉院事務所編（柴田承二監修）『図説 正倉院薬物』中央公論新社、二〇〇〇年
邦光史郎『謎の正倉院』祥伝社、一九九〇年
エドアル・グリモー（田中豊助他訳）『ラボアジエ』内田老鶴圃、一九九五年
ケンペル（斎藤信訳）『江戸参府旅行日記』東洋文庫、平凡社、一九七七年
小曾戸洋『漢方の歴史』大修館書店、一九九九年
リチャード・ゴードン（倉俣トーマス旭・小林武夫訳）『歴史は病気でつくられる』時空出版、一九九七年
小林照幸『海洋危険生物』文春新書、二〇〇二年

小山鐵夫『資源植物学』講談社サイエンティフィク、一九八四年
K・ゴルトアンマー（柴田健策・榎木真吉訳）『パラケルスス』みすず書房、一九八六年
齋藤實正『オリザニンの発見——鈴木梅太郎伝』共立出版、一九七七年
酒井シヅ編『薬と人間』スズケン、一九八二年
坂口謹一郎『酒学集成』1、岩波書店、一九九七年
佐藤磐根編著『生命の歴史』NHKブックス、日本放送出版協会、一九六八年
志賀潔『或る細菌学者の回想』日本図書センター、一九九七年
志賀潔原著（田中文章編）『細菌学を創ったひとびと』北里メディカルニュース編集部、一九八四年
篠田達明『病気が変えた日本の歴史』生活人新書、日本放送出版協会、二〇〇四年
芝哲夫訳『ポンペ化学書——日本最初の化学講義録』化学同人、二〇〇五年
芝哲夫『日本の化学の開拓者たち』裳華房、二〇〇六年
柴田承二『薬学研究余録』白日社、二〇〇三年
澁澤龍彦『毒薬の手帖』河出文庫、一九八四年
ジーボルト（斎藤信訳）『江戸参府紀行』東洋文庫、平凡社、一九六七年
島尾忠男『結核との闘いから何を学んだか』結核予防会、一九八一年
清水藤太郎『日本薬学史』南山堂、一九四九年
M・シュタイネック、K・ズートホフ（小川鼎三監訳）『図説医学史』朝倉書店、一九八二年
ジョー・シュワルツ（栗本さつき訳）『シュワルツ博士の「化学はこんなに面白い」』主婦の友社、二〇〇二年
白幡洋三郎『プラントハンター』講談社学術文庫、二〇〇五年
新村拓『古代医療官人制の研究』法政大学出版局、一九八三年

杉靖三郎『夜明けの人杉田玄白』徳間書店、一九七六年
杉浦明平訳『レオナルド・ダ・ヴィンチの手記』上・下、岩波文庫、一九五四・五八年
杉田玄白（酒井シヅ現代語訳）『解体新書』講談社学術文庫、一九九八年
杉原正泰・天野宏『横浜のくすり文化』有隣新書、一九九四年
杉本つとむ『江戸の博物学者たち』講談社学術文庫、二〇〇六年
杉山茂『薬史こぼれ話』薬事日報新書、二〇〇四年
杉山二郎・山崎幹夫『毒の文化史』学生社、一九九〇年
鈴木昶『江戸の妙薬』岩崎美術社、一九九一年
砂川幸雄『北里柴三郎の生涯』NTT出版、二〇〇三年
関崎正夫『化学よもやま話』東京化学同人、二〇〇〇年
宗田一『渡来薬の文化誌』八坂書房、一九九三年
高橋五郎訳『プルターク英雄伝』第一巻、国民文庫刊行会、一九一四年
高橋輝和『シーボルトと宇田川榕菴――江戸蘭学交遊記』平凡社新書、二〇〇二年
高山一彦『ジャンヌ・ダルク』岩波新書、二〇〇五年
立木鷹志『毒薬の博物誌』青弓社、一九九六年
立川昭二『病気の社会史』NHKブックス、日本放送出版協会、一九七一年
立川昭二『日本人の病歴』中公新書、一九七六年
立川昭二『明治医事往来』新潮社、一九八六年
立川昭二『病いの人間史　明治大正昭和』新潮社、一九八九年
立川昭二『養生訓の世界』日本放送出版協会、二〇〇一年
辰野高司『日本の薬学』薬事日報新書、二〇〇一年

田中実『化学者リービッヒ』岩波新書、一九五一年
譚璐美『阿片の中国史』新潮新書、二〇〇五年
陳舜臣『実録 アヘン戦争』中公新書、一九七一年
陳舜臣『秦の始皇帝』尚文社ジャパン、一九九五年
津谷喜一郎・仙波純一編著『薬の歴史・開発・使用』放送大学教育振興会、二〇〇〇年
土橋寛『持統天皇と藤原不比等』中公新書、一九九四年
常石敬一『消えた細菌戦部隊――関東軍第七三一部隊』ちくま文庫、一九九三年
常石敬一『医学者たちの組織犯罪――関東軍第七三一部隊』朝日文庫、一九九九年
常石敬一『20世紀の化学物質――人間が造り出した〝毒物〟』日本放送出版協会、一九九九年
常石敬一他『日本科学者伝』小学館、一九九六年
C・P・ツュンベリー（高橋文訳）『江戸参府随行記』東洋文庫、平凡社、一九九四年
ノーマン・テイラー（難波恒雄・難波洋子訳注）『世界を変えた薬用植物』創元社、一九七二年
ルネ・デュボス（長野敬訳）『パストゥール――20世紀科学の先達』河出書房、一九六八年
寺島良安（島田勇雄・竹島淳夫・樋口元巳訳注）『和漢三才図会』15－18、東洋文庫、平凡社、一九九〇－一九九一年
天理図書館善本叢書和書之部編集委員会編『香要抄・薬種抄』八木書店、一九七七年
土井康弘『本草学者平賀源内』講談社選書メチエ、二〇〇八年
遠山美都男『大化改新』中公新書、一九九三年
鳥越泰義『正倉院薬物の世界』平凡社新書、二〇〇五年
直木孝次郎『日本古代国家の成立』講談社学術文庫、一九九六年
中尾佐助『栽培植物と農耕の起源』岩波新書、一九六六年

中尾佐助『花と木の文化史』岩波新書、一九八六年
長木大三『北里柴三郎――北里大学学祖』竹内書店新社、一九七七年
長木大三『北里柴三郎』慶應通信、一九八六年
長崎大学薬学部編『出島のくすり』九州大学出版会、二〇〇〇年
長野敬編『パストゥール――アルコール発酵論他25論文』朝日出版社、一九八一年
中村梧朗『母は枯葉剤を浴びた――ダイオキシンの傷あと』新潮文庫、一九八三年
七三一研究会編『細菌戦部隊』晩聲社、一九九六年
奈良文化財研究所編『奈良の寺――世界遺産を歩く』岩波新書、二〇〇三年
難波恒雄『漢方・生薬の謎を探る』NHKライブラリー、日本放送出版協会、一九九八年
西村佑子『魔女の薬草箱』山と渓谷社、二〇〇六年
日本薬学会『日本薬学会百年史』日本薬学会、一九八二年
日本薬局方解説書編集委員会編『第十五改正日本薬局方解説書』廣川書店、二〇〇六年
日本薬局方公布五十年記念祝賀会編『日本薬局方五十年史』同祝賀会、一九三六年
日本薬局方百年史編集委員会編『日本薬局方百年史』日本公定書協会、一九八七年
根本曾代子『朝比奈泰彦伝』廣川書店、一九六六年
野副鉄男編著『有機化学』上、廣川書店、一九七〇年
秦佐八郎論説集編集委員会編『秦佐八郎論説集』北里研究所・北里学園、一九八一年
林一『薬学のためのアリバイ工作』海鳴社、一九八三年
林一『日本の薬学教育』日本評論社、二〇〇〇年
原光雄『化学入門』岩波新書、一九五三年
春山行夫『クスリ奇談』平凡社、一九八九年

参考文献

春山行夫『ビールの文化史』1・2、平凡社、一九九〇年
ハロルド・バーン（高木敬次郎・粕谷豊訳）『くすりと人間』岩波書店、一九六五年
廣田鋼蔵『明治の化学者』東京化学同人、一九八八年
廣田鋼蔵『化学者池田菊苗』東京化学同人、一九九四年
ローラ・フォアマン（岡村圭訳）『悲劇の女王クレオパトラ』原書房、二〇〇〇年
ロバート・フォーチュン（三宅馨訳）『江戸と北京』廣川書店、一九六九年
福田眞人『結核という文化』中公新書、二〇〇一年
富士川游（小川鼎三校注）『日本医学史綱要』1・2、東洋文庫、平凡社、一九七四年
富士川游『富士川游著作集5』（民間薬）、思文閣出版、一九八一年
藤村由加『額田王の暗号』新潮文庫、一九九四年
船山信次「正倉院薬物調査研究補遺」『ファルマシア』二八巻、一一三二頁、一九九二年
船山信次「ニューギニアの鳥類よりバトラコトキシン類の有毒アルカロイド発見——鴆《ちん》毒も実在した？」『ファルマシア』二九巻、一一四四頁、一九九三年
船山信次『アルカロイド——毒と薬の宝庫』共立出版、一九九八年
船山信次『図解雑学　毒の科学』ナツメ社、二〇〇三年
船山信次『有機化学入門』共立出版、二〇〇四年
船山信次『毒と薬の科学——毒から見た薬・薬から見た毒』朝倉書店、二〇〇七年
古田紹欽全訳注『栄西喫茶養生記』講談社学術文庫、二〇〇〇年
レジーヌ・ペルヌー（塚本哲也監修、遠藤ゆかり訳）『奇蹟の少女ジャンヌ・ダルク』創元社、二〇〇二年
ジム・ホグシャー（岩本正恵訳）『アヘン』青弓社、一九九五年

星新一『人民は弱し　官吏は強し』新潮文庫、一九七八年
星新一『明治・父・アメリカ』新潮文庫、一九七八年
星新一訳『竹取物語』角川文庫、一九八七年
真壁仁『紅と藍』平凡社カラー新書、一九七九年
槇佐知子『日本の古代医術──光源氏が医者にかかるとき』文春新書、一九九九年
槇佐知子『くすり歳時記──古医学の知恵に学ぶ』ちくま文庫、二〇〇〇年
増井幸夫・神崎夏子『植物染めのサイエンス』裳華房、二〇〇七年
松井壽一『薬の文化誌』丸善ライブラリー、一九九一年
松尾聰・永井和子校注・訳『枕草子』（日本古典文学全集）小学館、一九七四年
松田権六『うるしの話』岩波新書、一九六四年
松田壽男『古代の朱』ちくま学芸文庫、二〇〇五年
松本清張『眩人』中公文庫、一九八三年
マルタ・マルクワルト（近藤忠雄訳）『エールリッヒ博士の思ひ出』白水社、一九四三年
ジャン・ド・マレッシ（橋本到・片桐祐訳）『毒の歴史』新評論、一九九六年
ジュール・ミシュレ（森井真・田代葆訳）『ジャンヌ・ダルク』中公文庫、一九八七年
宮木高明『薬』岩波新書、一九五七年
宮木高明『薬学概論』廣川書店、一九七一年
三宅久雄「正倉院に見る鑑真和上の足跡」国宝鑑真和上展カタログ、一六六頁、二〇〇四年
宮里勝政『タバコはなぜやめられないか』岩波新書、一九九三年
宮田親平『ガン特効薬　魔法の弾丸への道』新潮選書、一九八九年
宮田親平『毒ガス開発の父ハーバー』朝日選書、朝日新聞社、二〇〇七年

宮田秀明『ダイオキシン』岩波新書、一九九九年
村上春樹『アンダーグラウンド』講談社、一九九七年
村松剛『ジャンヌ・ダルク』中公新書、一九六七年
ウォルター・モードル、アルフレッド・ランシング（宮木高明訳）『薬の話』タイムライフインターナショナル、一九六八年
森銑三『おらんだ正月——江戸時代の科学者たち』角川書店、一九六二年
森口展明他「木クレオソート製剤の史的変遷」『薬史学雑誌』四二巻、一一〇頁、二〇〇七年
森村誠一『新版　悪魔の飽食』角川文庫、一九八三年
森村誠一『新版　続・悪魔の飽食』角川文庫、一九八三年
アンドレ・モロワ（新庄嘉章・平岡篤頼訳）『フレミングの生涯』新潮社、一九五九年
矢部一郎『江戸の本草』サイエンス社、一九八四年
山岡望『リービッヒ〜ウェーラー往復書簡』内田老鶴圃新社、一九六六年
山岡望『化学史筆』内田老鶴圃新社、一九七六年
山川浩司『国際薬学史——東と西の医薬文明史』南江堂、二〇〇〇年
山崎昶『化学と歴史とミステリー』裳華房、一九九八年
山崎幹夫『毒の話』中公新書、一九八五年
山崎幹夫『毒薬の誕生』角川選書、一九九五年
山崎幹夫『薬と日本人』吉川弘文館、一九九九年
山西貞『お茶の科学』裳華房、一九九二年
山脇悌二郎『近世日本の医薬文化——ミイラ・アヘン・コーヒー』平凡社選書、一九九五年
吉岡信『江戸の生薬屋』青蛙房、一九九四年

吉田孝『古代国家の歩み』（大系日本の歴史3）小学館、一九八八年
吉田光邦『江戸の科学者たち』現代教養文庫、社会思想社、一九六九年
吉田光邦『日本科学史』講談社学術文庫、一九八七年
由水常雄『正倉院の謎』徳間書店、一九七七年
米田該典『洪庵のくすり箱』大阪大学出版会、二〇〇一年
米田該典『大阪とくすり』大阪大学出版会、二〇〇二年
米田雄介『正倉院と日本文化』吉川弘文館、一九九八年
読売新聞科学部『環境ホルモン・何がどこまでわかったか』講談社現代新書、一九九八年
C・H・ラウォール（日野巌・久保寺十四夫訳）『世界薬学史』科学書院、一九八一年
ルネ・ヴァレリー・ラド（桶谷繁雄訳）『パスツール伝』白水社、一九六一年
李時珍『本草綱目』商務印書館、香港、一九三〇年
ジャック・ルゴフ（柏木英彦・三上朝造訳）『中世の知識人』岩波新書、一九七七年
セルマン・ワクスマン（飯島衛訳）『微生物とともに』新評論、一九五五年
渡辺正雄『文化としての近代科学』講談社学術文庫、二〇〇〇年
渡辺雄二『超毒物ダイオキシン』ふたばらいふ新書、双葉社、一九九八年
渡辺雄二『脳をむしばむ環境ホルモン』ふたばらいふ新書、双葉社、一九九九年

M. J. Balick, P. A. Cox, *Plants, People, and Culture*, Scientific American Library, New York, 1996.
J. Bruneton, *Toxic Plants*, Lavoisier Publishing Inc., Paris, 1999.
R. E. Schultes, A. Hofmann, *Plants of the Gods*, McGraw-Hill Book Company, New York, 1979.
S. Funayama, G. A. Cordell, *Alkaloids, A Treasury of Poisons and Medicines*, Elsevier Inc., USA, 2015.

船山信次（ふなやま・しんじ）

1951年（昭和26年），仙台市生まれ．東北大学薬学部卒業．同大学大学院薬学研究科博士課程修了．薬剤師，薬学博士．イリノイ大学薬学部留学，北里研究所微生物薬品化学部室長補佐，東北大学薬学部専任講師，青森大学工学部助教授，同教授，弘前大学客員教授（兼任），日本薬科大学教授等を経て，現在，日本薬科大学客員教授，日本薬史学会副会長（天然物化学・薬用植物学・薬史学専攻）．

著書『〈麻薬〉のすべて』（講談社現代新書）
『毒草・薬草事典』（サイエンス・アイ新書）
『毒』（ＰＨＰ文庫）
『カラー図解 毒の科学』（ナツメ社）
『アルカロイド』『有機化学入門』（ともに共立出版）
『アミノ酸』（東京電機大学出版局）
『毒と薬の科学』（朝倉書店）
『毒と薬の文化史』（慶應義塾大学出版会）
『絵でわかる薬のしくみ』（講談社）
『毒が変えた天平時代 藤原氏とかぐや姫の謎』（原書房）
『禁断の植物園』（山と溪谷社）など

毒《とく》と薬《くすり》の世界史《せかいし》
中公新書 *1974*

2008年11月25日初版
2023年２月25日６版

著　者　船山信次
発行者　安部順一

本文印刷　三晃印刷
カバー印刷　大熊整美堂
製　　本　小泉製本

発行所　中央公論新社
〒100-8152
東京都千代田区大手町 1-7-1
電話　販売 03-5299-1730
　　　編集 03-5299-1830
URL https://www.chuko.co.jp/

Published by CHUOKORON-SHINSHA, INC.
Printed in Japan　ISBN978-4-12-101974-5 C1247

中公新書刊行のことば

一九六二年一一月

いまからちょうど五世紀まえ、グーテンベルクが近代印刷術を発明したとき、書物の大量生産は潜在的可能性を獲得し、いまからちょうど一世紀まえ、世界のおもな文明国で義務教育制度が採用されたとき、書物の大量需要の潜在性が形成された。この二つの潜在性がはげしく現実化したのが現代である。

いまや、書物によって視野を拡大し、変りゆく世界に豊かに対応しようとする強い要求を私たちは抑えることができない。この要求にこたえる義務を、今日の書物は背負っている。だが、その義務は、たんに専門的知識の通俗化をはかることによって果たされるものでもなく、通俗的好奇心にうったえて、いたずらに発行部数の巨大さを誇ることによって果たされるものでもない。現代を真摯に生きようとする読者に、真に知るに価いする知識だけを選びだして提供すること、これが中公新書の最大の目標である。

私たちは、知識として錯覚しているものによってしばしば動かされ、裏切られる。私たちは、作為によってあたえられた知識のうえに生きることがあまりに多く、ゆるぎない事実を通して思索することがあまりにすくない。中公新書が、その一貫した特色として自らに課すものは、この事実のみの持つ無条件の説得力を発揮させることである。現代にあらたな意味を投げかけるべく待機している過去の歴史的事実もまた、中公新書によって数多く発掘されるであろう。

中公新書は、現代を自らの眼で見つめようとする、逞しい知的な読者の活力となることを欲している。

世界史

中公新書

世界史

1045 物語 イタリアの歴史 藤沢道郎
1771 物語 イタリアの歴史 II 藤沢道郎
2508 貨幣が語る ローマ帝国史 比佐 篤
2595 ビザンツ帝国 中谷功治
2663 物語 イスタンブールの歴史 宮下 遼
2152 物語 近現代ギリシャの歴史 村田奈々子
2440 バルカン―「ヨーロッパの火薬庫」の歴史 M・マゾワー 井上廣美訳
1635 物語 スペインの歴史 岩根圀和
1750 物語 スペインの歴史 人物篇 岩根圀和
1564 物語 カタルーニャの歴史（増補版） 田澤 耕
2582 百年戦争 佐藤 猛
2658 物語 パリの歴史 福井憲彦
1963 物語 フランス革命 安達正勝
2286 マリー・アントワネット 安達正勝
2466 ナポレオン時代 A・ホーン 大久保庸子訳
2529 ナポレオン四代 野村啓介
2318 2319 物語 イギリスの歴史（上下） 君塚直隆
2696 物語 スコットランドの歴史 中村隆文
2167 イギリス帝国の歴史 秋田 茂
1916 ヴィクトリア女王 君塚直隆
1215 物語 アイルランドの歴史 波多野裕造
1420 物語 ドイツの歴史 阿部謹也
2304 ビスマルク 飯田洋介
2490 ヴィルヘルム2世 竹中 亨
2583 鉄道のドイツ史 鴋澤 歩
2546 物語 オーストリアの歴史 山之内克子
2434 物語 オランダの歴史 桜田美津夫
2279 物語 ベルギーの歴史 松尾秀哉
1838 物語 チェコの歴史 薩摩秀登
2445 物語 ポーランドの歴史 渡辺克義
1131 物語 北欧の歴史 武田龍夫
2456 物語 フィンランドの歴史 石野裕子
1758 物語 バルト三国の歴史 志摩園子
1655 物語 ウクライナの歴史 黒川祐次
1042 物語 アメリカの歴史 猿谷 要
2209 アメリカ黒人の歴史 上杉 忍
2623 古代マヤ文明 鈴木真太郎
1437 物語 ラテン・アメリカの歴史 増田義郎
1935 物語 メキシコの歴史 大垣貴志郎
2545 物語 ナイジェリアの歴史 島田周平
1644 ハワイの歴史と文化 矢口祐人
2561 キリスト教と死 指 昭博
2442 海賊の世界史 桃井治郎
518 刑吏の社会史 阿部謹也
2741 物語 オーストラリアの歴史（新版） 竹田いさみ 永野隆行

中公新書

医学・医療

q1

中公新書

自然・生物

s1

2305 生物多様性 本川達雄
2414 入門！進化生物学 小原嘉明
2433 すごい進化 鈴木紀之
1647 言語の脳科学 酒井邦嘉
2731 物語 遺伝学の歴史 平野博之
2736 ウイルスとは何か 長谷川政美
2656 本能―遺伝子に刻まれた驚異の知恵 小原嘉明
1709 親指はなぜ太いのか 島泰三
1087 ゾウの時間 ネズミの時間 本川達雄
2419 ウニはすごい バッタもすごい 本川達雄
2677 エビはすごい カニもすごい 矢野勲
877 カラスはどれほど賢いか 唐沢孝一
2485 カラー版 目からウロコの自然観察 唐沢孝一
1860 昆虫―驚異の微小脳 水波誠
2693 カラー版 クモの世界―糸をあやつる8本脚の狩人 浅間茂
2539 カラー版 虫や鳥が見ている世界―紫外線写真が明かす生存戦略 浅間茂
2259 カラー版 スキマの植物図鑑 塚谷裕一
1706 ふしぎの植物学 田中修
1890 雑草のはなし 田中修
2174 植物はすごい 田中修
2328 植物はすごい 七不思議篇 田中修
2491 植物のひみつ 田中修
2644 植物のいのち 田中修
2732 森林に何が起きているのか 吉川賢
2589 新種の発見 岡西政典
2572 日本の品種はすごい 竹下大学
2735 沖縄のいきもの 盛口満
1769 苔の話 秋山弘之
939 発酵 小泉武夫
2408 醤油・味噌・酢はすごい 小泉武夫
348 水と緑と土（改版） 富山和子
2672 南極の氷に何が起きているか 杉山慎
1922 地震の日本史（増補版） 寒川旭

中公新書

地域・文化・紀行

t1

285	日本人と日本文化	司馬遼太郎 ドナルド・キーン
605	絵巻物に見る日本庶民生活誌	宮本常一
201	照葉樹林文化	上山春平編
799	沖縄の歴史と文化	外間守善
2711	京都の山と川	鈴木康久 肉戸裕行
2298	四国遍路	森正人
2151	国土と日本人	大石久和
2487	カラー版 ふしぎな県境	西村まさゆき
1810	日本の庭園	進士五十八
2633	日本の歴史的建造物	光井渉
2511	外国人が見た日本	内田宗治
1009	トルコのもう一つの顔	小島剛一
2032	ハプスブルク三都物語	河野純一
2183	アイルランド紀行	栩木伸明
1670	ドイツ 町から町へ	池内紀
1742	ひとり旅は楽し	池内紀
2023	東京ひとり散歩	池内紀
2118	今夜もひとり居酒屋	池内紀
2331	カラー版 廃線紀行—もうひとつの鉄道旅	梯久美子
2290	酒場詩人の流儀	吉田類
2472	酒は人の上に人を造らず	吉田類
2721	京都の食文化	佐藤洋一郎
2690	北海道を味わう	小泉武夫

中公新書

地域・文化・紀行

t 2

560 文化人類学入門（増補改訂版） 祖父江孝男
2315 南方熊楠《みなかたくまぐす》 唐澤太輔
2367 食の人類史 佐藤洋一郎
92 肉食の思想 鯖田豊之
2129 カラー版 地図と愉しむ東京歴史散歩 竹内正浩
2170 カラー版 地図と愉しむ東京歴史散歩 都心の謎篇 竹内正浩
2227 カラー版 地図と愉しむ東京歴史散歩 地形篇 竹内正浩
2346 カラー版 地図と愉しむ東京歴史散歩 お屋敷のすべて篇 竹内正浩
2403 カラー版 地図と愉しむ東京歴史散歩 地下の秘密篇 竹内正浩
2327 カラー版 イースター島を行く 野村哲也
2092 カラー版 パタゴニアを行く 野村哲也
1869 カラー版 将棋駒の世界 増山雅人
2117 物語 食の文化 北岡正三郎
596 茶の世界史（改版） 角山栄
1930 ジャガイモの世界史 伊藤章治

2088 チョコレートの世界史 武田尚子
2361 トウガラシの世界史 山本紀夫
2229 真珠の世界史 山田篤美
1095 コーヒーが廻り世界史が廻る 臼井隆一郎
1974 毒と薬の世界史 船山信次
2391 競馬の世界史 本村凌二
650 風景学入門 中村良夫
2344 水中考古学 井上たかひこ